"十三五"国家重点图书出版规划项目

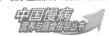

中国慢病
营养与膳食指导丛书

肿　瘤
营 养 与 膳 食 指 导

Nutrition and Dietary Guidance for Tumor

总主编：陈　伟（北京协和医院）
总主审：杨月欣（中国营养学会）
　　　　孔灵芝（原卫生部疾病预防控制局）
　　　　李兆萍（美国洛杉矶加州大学 UCLA 医学院）
主　编：李增宁（河北医科大学第一医院）

U0211197

湖南科学技术出版社

副 主 编

　　刘晓军　骆　彬　雷　敏

秘　书

　　谢　颖

编　委

　　李增宁　河北医科大学第一医院

　　刘晓军　广东省深圳市龙华区人民医院

　　骆　彬　河北医科大学第一医院

　　雷　敏　河北医科大学第三医院

　　高淑清　河北医科大学第四医院

　　肖凤仙　保定市第二中心医院

　　齐淑静　河北工程大学附属医院

　　温晓静　武安市第一人民医院

　　吕春萍　陆军第八十二集团军医院

　　苏　隽　张家口河北北方学院附属第--医院

　　张晓峰　同济大学附属杨浦医院

　　魏雨佳　沧州市中心医院

　　张玲玲　河北医科大学第一医院

　　闫　超　河北医科大学第一医院

　　于进洪　邯郸市中心医院

　　陈玲玲　邯郸市第一医院

　　耿琳娜　邯郸市第一医院

　　苗爱文　武邑县人民医院

总 前 言

　　近年来，随着社会经济发展，我国居民健康状况和营养水平不断提高，但 2019 年发表在顶级医学杂志《柳叶刀》中的《中国居民营养与慢性病状况报告（2016 年）》显示，与膳食营养生活密切相关的慢性疾病对我国居民健康的威胁日益凸显，特别是以心脑血管疾病、癌症、慢性呼吸系统疾病、糖尿病等为代表的慢性病，其导致的死亡人数已经占到了总死亡人数的 88%，由此导致的疾病负担占总疾病负担的 70% 以上，且疾病日益显现出低龄化趋势，严重影响到我国居民的生活质量和身体健康。

　　2019 年，国家出台《健康中国行动（2019—2030 年）》，围绕疾病预防和健康促进两大核心，提出开展 15 个重大专项行动，包括：健康知识普及、合理膳食、全民健身、控烟、心理健康促进等。

目标是到 2030 年，全民健康素养水平大幅提升，健康生活方式基本普及，居民主要健康影响因素得到有效控制，因重大慢性病导致的过早死亡率明显降低，人均健康预期寿命得到较大提高等。居民营养与慢性疾病状况是反映一个国家经济社会发展、卫生保健水平和人口健康素质的重要指标，关系到国家长期可持续发展的战略，也影响到国家的国际竞争力。

健康中国，营养先行！随着医学研究的不断深入，传统以医药治病为主的医疗模式正在向预防疾病及并发症发生的社会模式转变。科学证明，通过个体化健康饮食结合积极的体育锻炼、有效的心理调节、以及家庭支持等，能够有效应对疾病的威胁，阻断疾病高危因素，从而减少疾病发生，逆转部分慢性疾病。这种新型医疗模式在心脏病、糖尿病、肥胖以及众多慢性病的治疗与预防中已经取得了突出效果，响应了健康中国"每个人都是自己的第一健康责任人"的号召，并使家庭、国家在卫生经济中获益。

为了响应全民不断增长的健康需求，减少或预防慢性病的发生，全国多位权威营养专家共同编写了《中国慢性疾病营养与膳食指导》系列图书。图书涵盖了与营养关系密切并需要特别膳食指导的疾病，并分别对这些疾病给予了详细的营养与膳食指导。本系列图书共 8 本，包括：《胃肠疾病营养与膳食指导》《肾脏病营养与膳食指导》《糖尿病营养与膳食指导》《高血压营养与膳食指导》《高脂血症营养与膳食指导》《肿瘤营养与膳食指导》《骨质疏松症营养与膳食指导》《肥胖症营养与膳食指导》。针对不同慢性疾病，图书结合了营养领域的新理念、新技术、新成果，旨在帮助居民合理选择食物，更好地适应身体机能的改变，努力做到合理营养、均衡膳食，减少和延缓营养相关疾病的发生和发展，倡导科学健康的生活方式，助力提升中国人民健康水平。

　　健康中国目标的实现，需要每一位中国人的努力，我们应当提升自我的健康素养，塑造健康文明的生活方式：合理膳食、科学运动、戒烟戒酒、心理平衡……改掉不良生活方式，通过科学的运动和合理的营养，将健康、文明融入日常生活的点点滴滴，从而减少慢性疾病的发生并脱离疾病的困扰，全面提高身体素质和提升生命的品质。

愿我们每个人都重视营养、让营养伴随我们健康长寿!

本系列图书得到了很多专家、学者的帮助和支持,在此向所有参与人员表示衷心的感谢。

中国医疗保健国际交流促进会营养与代谢管理分会

《中国慢性疾病营养与膳食指导》专家委员会

北京协和医院

陈伟 教授

2020 年 4 月

前　言

　　恶性肿瘤作为全球较大的公共卫生问题之一，极大地危害人类的健康，并将成为新世纪人类的第一杀手。恶性肿瘤不仅在发达国家是一种严重疾病，也使发展中国家面临巨大疾病负担。我国作为一个发展中的大国，由于工业化、城镇化和人口老龄化进程的加快，不良的生活方式以及环境污染等问题的存在，形势愈发严峻。我国恶性肿瘤发病率总体呈上升趋势，发病率以年均3%~5%的速度递增。癌谱呈现新的特征，具有发达国家和发展中国家的双重特征，即出现肺癌、胃癌等传统发展中国家常见肿瘤高发与结直肠癌、乳腺癌等发达国家常见癌症发病率增加的"双重负担"局面。2000年我国恶性肿瘤发病率居前5位的是肺癌、肝癌、胃癌、食管癌、结直肠癌；2007年为肺癌、胃癌、结直肠癌、肝癌、乳腺癌。我国恶性肿瘤发病率上升，主要原因之一是人口的增长和老龄化，在过去的 50 年里，中国人口大幅度增长，从 20 世纪 50 年代的 5.5 亿增加到 2000 年的 12.4 亿，预测到 2020 年我国人口将达到 14.3 亿。老年人口占总人口的比例稳步增长，1990 年为 8.6%，2050 年预测将达到 29.9%。从发病机制来讲，癌症是名副其实的分子病或基因病，如果若干关键基因的变异发生在生殖细胞阶段，此种癌症即为遗传性。大多数癌症呈散发，各种关键基因的变异均发生在体细胞，这些癌症的发生与环境因素及生活方式密切相关。癌症的发生 1/3 与吸烟有关，1/3 与营养因素有关，其余则与感染、职业暴露及环境污染等有关。

近年来的研究证明，环境因素可能是肿瘤发生的重要因素。其中饮食习惯、营养素摄入不足、营养素摄入过多或营养素之间不平衡都是重要的方面。受上述因素影响的肿瘤主要有食管癌、胃癌、肝癌、大肠癌、乳腺癌、膀胱癌及肺癌等。膳食中的污染物质，如黄曲霉毒素等又加重某些营养素缺乏及不平衡，从而增强致癌作用。营养素摄入与肿瘤的发生、发展、治疗效果、生存质量及生存期有直接关系。高能量膳食可导致体重过重或肥胖，而肥胖与肠癌、乳腺癌、肝癌、胆囊癌、子宫癌等有一定关系。胃癌死亡率与谷类摄食量呈正相关。动物蛋白质及总蛋白质摄入量与乳腺癌、结肠癌、直肠癌、胰腺癌、子宫内膜癌呈正相关。低蛋白饮食可使肝癌和食管癌发病率增高。高脂肪饮食促进结肠癌、乳腺癌的发生。低脂肪饮食使宫颈癌、子宫癌、食管癌、胃癌的发病率增高。维生素 A 与肺癌、胃癌、食管癌、结肠癌等呈负相关。胃癌、食管癌高发区人群普遍缺乏维生素 C。维生素 E 也具有阻断致癌性亚硝基化合物的合成能力。B 族维生素对化学致癌作用的影响较复杂，与免疫反应、细胞复制等有关。碘缺乏或过量，均可引起甲状腺或甲状旁腺癌，缺碘状态下易发生乳腺癌。食管癌病人的血、发等组织中锌含量低。硒与肿瘤为负相关关系。上消化道肿瘤可能与铁缺乏有关，研究认为膳食纤维与肿瘤为负相关，多是以含纤维较多的谷类、蔬菜、水果的摄食量来统计的。食品中含有多种自然致癌物，如霉菌毒素、黄曲霉毒素是毒性和致癌性极强的物质，它们耐热，一般烹调加工很少被破坏，它们可致癌、致畸、致突变。流行病学研究发现食物中黄曲霉毒素污染严重的地区，肝癌发病率也高。亚硝基化合物最主要的是造成肝脏损伤，还有肾、肺、胃等，槟榔认为与上消化道肿瘤有关。饮酒者常易造成肝硬化，很多肝硬化病人合并肝癌。经常饮用白酒增加口腔、喉、食管、胃、肝肿瘤的危险性，长期慢性酒精中毒者常合并营养不良，而维生素A、B族维生素、维生素C、铁等营养素摄入不足的人群中，肿瘤发病率较高。

肿瘤病人因疾病影响或治疗的副作用，出现食欲减退、味觉改变、进食困难、恶心、呕吐、腹泻等胃肠道症状，影响营养素的吸收。营养不良发生率很高，部分病人很快出现体重下降、贫血、低蛋白血症等，直接影响到病人的生存质量及治疗效果，恶病质是肿瘤病人常见的致死因素。而肿瘤病人营养代谢也发生很大变化，这是进行营养支持治疗首先要认识的基础。

1.基础代谢率增加：癌瘤本身迅速增殖过程中是通过无氧糖酵解供能，可快速提供癌细胞内合成代谢所需的能源；癌细胞内含有细胞色素氧化酶及琥珀酸脱氢酶使无氧酵解异常旺盛，有氧代谢受抑制。

2. 糖代谢加快：由于糖皮质激素和肾上腺激素水平升高，血糖和胰岛素都升高，但肌肉等正常组织表现为胰岛素抵抗，糖利用减少，肿瘤组织利用糖增多。癌症病人外周组织糖利用下降，表现为糖拮抗、糖耐量试验异常，葡萄糖在机体内氧化产能率降低，三羧酸循环活动度增加，增加了葡萄糖无效消耗，同时癌组织的糖消耗量大，而产能率低；肿瘤组织内磷酸戊糖途径亦增强，产生大量用以合成嘌呤嘧啶的前体物。

3. 脂肪代谢异常：肿瘤病人很大程度上依赖于脂肪氧化供能，导致体内脂肪储存下降，动员增加，血清游离脂肪酸（FFA）氧化供能增加，丙氨酸循环增加。

4. 蛋白质分解代谢增强：肿瘤组织消耗机体大量氮，肝脏合成白蛋白减少，肌肉等组织的蛋白质分解加速，表现为血清白蛋白降低，肌肉减少，体内氨基酸严重消耗。

5. 机体组织对胰岛素耐受：一般癌症病人的循环胰岛素和葡萄糖水平正常，但给癌症病人口服或静脉滴注葡萄糖后发生高葡萄糖血症及血糖清除延缓，葡萄糖耐受差，表明机体组织对胰岛素敏感性降低，胰岛素对外源性葡萄糖刺激的分泌反应减弱。

营养治疗能延长肿瘤病人生存期，增强体质，增强对肿瘤及治疗的耐受能力。目前，虽然手术治疗、化学药物治疗（简称化疗）、放射治疗（简称放疗）及生物免疫治疗已取得了很大进步，但肿瘤治疗的效果仍未能达到令人满意的程度，肿瘤病人的综合治疗仍有待进一步地改善和提高。近年来，由于人们发现营养与肿瘤的发病及预防、营养对肿瘤治疗以及改善肿瘤病人的预后和生存质量方面均具有重要作用，因此，一个新学科肿瘤营养学正逐渐形成并兴起。肿瘤营养学（nutritional oncology）是应用营养学的方法和理论，进行肿瘤的预防及治疗的一门新学科。恶性肿瘤病人常常因肿瘤本身、手术、放疗、化疗及心理因素等的直接或间接影响而发生营养不良。早在 1932 年，Warren 就发现恶性肿瘤病人的主要致死原因是营养不良。由于蛋白质及热量长期摄入不足所引起营养缺乏，主要表现为进行性消瘦，体重减轻或水肿，低蛋白血症，病人各项人体测量指标均低于正常，骨骼肌与内脏蛋白质下降，内源脂肪与蛋白质储备空虚，严重者影响心脏、肝脏、肾脏等器官功能以及感染等并发症的发生率高，预后不良。肿瘤恶病质损害机体组织结构和器官功能，减弱机体免疫力，增强宿主易感性。经大量肿瘤病例分析，发现营养状况良好的肿瘤病人的生存期明显优于营养不良的病人，伴有营养不良和免疫功能减退时，术后并发症发生率和死亡率均上升。因此对于肿瘤病人，准确、有效的营养评价以便及时预防和纠正病人的营养不良状况是十分必要的。

　　总之，营养不良不仅影响患者的生存质量和工作状态，而且增加死亡率。所以，根据肿瘤病人具体情况，选用合理平衡膳食，制订合理的能量供给量，既满足需要，又避免过多。蛋白质、脂肪和糖类应分别占总能量的 12%~15%、25%~35% 和 50% 左右，其中动物和豆类蛋白质占蛋白质总量 30%~50%。食物中应含适量的膳食纤维，可预防下消化道肿瘤如结肠或直肠肿瘤。维生素应供给充足，每天须进食新鲜的蔬菜和水果；

矿物质和微量元素的摄入量应能满足机体的需要，并注意锌铜比值和钙磷比值。多选择富含抗肿瘤成分的食物如新鲜蔬菜、水果、奶类、大豆制品等。多饮茶，戒烟限酒。放疗或化疗后食欲缺乏者，应坚持少吃多餐，饮食调整后仍达不到营养需求者，应用口服营养补充，肠内营养治疗、肠外营养治疗。

本书是国家"十三五"系列科普图书计划的一部分，组织了国内工作在临床营养一线的专家进行编著，力图采用点面和问题导向模式，使用通俗易懂的语言来提出问题和解决问题。保证科学性和普及性的统一，但限于我们的知识、认识和写作水平，难免出现缺陷甚至错误，请大家在使用过程中提出批评、指正！

李增宁

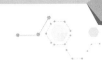

目　　录

第4章　肿瘤病人的营养评价和自我监控

第5章　肿瘤病人的临床营养治疗

第 7 章　肿瘤病人的居家营养

第9章 肿瘤与生活方式

第10章 肿瘤病人的体育锻炼

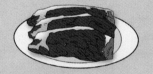

第1章

膳食营养与肿瘤发生发展

肿瘤是机体在各种致瘤因素作用下，局部组织的细胞在基因水平上失去对其生长的正常调控，导致异常增生而形成的新生物。一般分为良性肿瘤和恶性肿瘤两大类，本文所提到的肿瘤特指恶性肿瘤。它可以影响人体的几乎任何部分，通俗地说，身体的任何部位都可能长肿瘤，有的肿瘤还会转移到身体的其他部位，是目前危害人类健康最严重的疾病之一。根据 2015 年全国肿瘤登记结果分析，我国癌症发病率为 286/10 万，10 年来我国癌症发病率呈上升趋势。大多数人类恶性肿瘤是环境因素与遗传因素相互作用的结果，环境因素包括膳食结构、生活方式和环境致癌物。大量的流行病学研究结果显示，80%~90% 的肿瘤由环境因素引起，其中约 35% 与膳食因素有关，合理的膳食有可能使人类肿瘤减少 1/3。肿瘤营养流行病学是用流行病学的方法分析膳食和营养因素与肿瘤关系的方法学，其主要目的是研究膳食因素与肿瘤发生的关系，寻找可疑的膳食危险因素，发现膳食保护因素，从而在病因学基础上制定预防肿瘤发生的膳食建议。

第一节　肥胖会增加肿瘤的发生风险吗？

　　近年来随着人们生活水平的提高和生活方式的改变，超重和肥胖的发生率逐年提高，据《中国居民营养与慢性病状况报告（2015）》显示，2012 年全国 18 岁及以上成人超重率为 30.1%，肥胖率为 11.9%，比 2002 年分别上升了 7.3 和 4.8 个百分点，6~17 岁儿童青少年超重率为 9.6%，肥胖率为 6.4%，比 2002 年分别上升了 5.1 和 4.3 个百分点。近几年来的流行病学研究提示，肥胖与多种肿瘤密切相关，如结直肠癌、胰腺癌、乳腺癌、子宫内膜癌、前列腺癌、胃癌、食管癌、肝癌、肾癌、胆囊癌等。此外，肥胖还能增加相关肿瘤的病死率。

爱找胖人的那些癌症

证据充分，超重和肥胖增加以下癌症的风险	超重和肥胖可能增加以下癌症的风险
• 乳腺癌（绝经期女性） • 结肠癌，直肠癌 • 子宫内膜癌（子宫内层） • 食管癌 • 肾癌 • 胰腺癌	• 胆囊癌 • 肝癌 • 非霍奇金淋巴瘤 • 多发性骨髓瘤 • 宫颈癌 • 卵巢癌 • 侵略性前列腺癌

资料来源：美国癌症协会网站

那么如何判断自己是否肥胖呢？世界卫生组织（WHO）根据身体质量指数（BMI）来定义肥胖，BMI 是指体重（kg）除以身高（m）的平方。国际上以 BMI>30 kg/m^2 判断为肥胖。我国判断肥胖的标准遵循国家卫生健康委员会发布的《中国成人超重和肥胖症预防指南》，BMI 在 18.5~23.9 kg/m^2 为正常体重，BMI 在 24~27.9 kg/m^2 为超重，BMI ≥ 28 kg/m^2 为肥胖。

肥胖是一种慢性代谢性疾病，在发达国家和发展中国家都具有较高的发病率，其与许多慢性疾病如糖尿病、心血管疾病及某些类型的癌症相关。美国癌症协会对 90 万无癌症的成人进行随访发现，16年后因癌症死亡的人数有近6万人，其中超重者比正常体重者因癌症而死亡的风险比率男性高出52%，女性高出62%。此外，该协会对75万例肥胖者进行前瞻性研究表明，如果体重超过理想体重的40%，癌症的发病风险男性增加33%，女性增加55%。

关于肥胖和肿瘤发生的研究主要集中于子宫内膜癌、乳腺癌、结直肠癌等。最初发现和肥胖有关的肿瘤是子宫内膜癌，McCourt等人对473名子宫内膜癌病人的病历资料进行研究后发现，病人的平均BMI为34.5 kg/m^2，大部分病人均有肥胖。在肥胖与结直肠癌发生关系的研究方面，2002年Terry等人进行了女性肥胖与结直肠癌关系的流行病学研究，对89835名年龄在40~59岁的女性进行了长期随访（平均随访时间是10.6年），共有527名女性患结直肠癌，结果显示，如果在绝经期前女性的BMI ≥ 30 kg/m^2，她们比对照组患大肠癌的危险增高近2倍，而绝经期后肥胖女性与对照组相比，似乎患结肠癌的风险较低，但没有显著差异，此项研究显示对于肥胖导致的癌症，似乎年轻女性更应该注意减肥。而另外一项关于结直肠癌的研究也显示肥胖可以导致癌症的发生。2004 年 Moore 等人对入选受试者按 BMI 和腰围分成两个年龄组进行研究，发现 BMI $\geq$ 30 kg/m^2，在中年组（30~54 岁）结肠癌发生的危险度增加 50%，在老年组（55~79 岁）结肠癌发生的危险度增加 2.4 倍，提示老年肥胖者患结肠癌的危险性更高。更有意思的是在比较了 BMI 和腰围两组数据后发现，与 BMI 相比，在肥胖者中腰围大的人更容易导致结肠癌的发生。研究提示，中心性肥胖与结肠癌的发生更密切。另外 Giovannucci 等人研究表明，肥胖和相关的代谢异常可以增加结肠癌、前列腺癌、胰腺癌等癌症的发生率及死亡率。

小结：肥胖与许多肿瘤的发生明显相关，国内外已将肥胖列入癌症的危险因素，近年来中国的肥胖率迅速升高，限制能量摄入，加强体育运动，进而达到降低体重和腰围，对于预防癌症的发生显得更为重要。"管住嘴，迈开腿"是强身健体、有效预防癌症的良好方式。

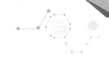

第二节 多吃全谷类食物对所有肿瘤病人都有益处吗？

何为全谷类食物？是否就是以前我们认识的粗杂粮如玉米、小米呢？不一定，这些粗杂粮如果经过精细加工，也不能叫作全谷类食物。根据《中国居民膳食指南（2016）》，全谷类食物是指未经精细化加工或虽经碾磨（粉碎或压片等）处理仍保留了完整谷粒所具备的胚乳、胚芽、谷皮和糊粉层组分的谷物。对于我们平时经常吃的稻米、小麦、玉米、大麦、燕麦、黑麦、黑米、高粱、青稞、黄米、小米、粟米、荞麦、薏米等谷物，如果加工得当，都是全谷类食物的良好来源。但是，目前我们大多数人食用的谷类都是经过脱壳、碾磨、抛光等精细加工的，这一加工过程使谷类丢失了大量的膳食纤维、B族维生素、矿物质和植物化学物质，所以我们常吃的精米精面不能称为全谷类食物。

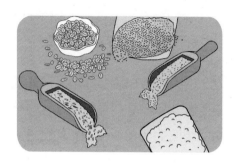

　　目前已有研究发现全谷类食物可预防癌症的发生和发展。有学者对既往关于全谷类和癌症发病关系的 40 项研究（涵盖胰腺癌、胃癌、结直肠癌、子宫内膜癌和乳腺癌等）进行综合分析后发现，全谷类最高摄入量人群中总体癌症发病率比最低摄入量人群降低了 31%。但全谷类对不同癌症的健康效应是有差异的。

　　美国癌症研究协会／世界癌症研究基金会（AICR/WCRF）的人口研究分析表明全谷类食物和高膳食纤维食品的高消费和结直肠癌的低发病风险具有相关性。具体来说，膳食纤维每增加 10 g，结直肠癌发病风险降低 10%。全谷类食物的保护作用已经超出了膳食纤维的预期作用。每天约 170 g 全谷类食物摄入可降低结直肠癌发病风险

21%。

大量流行病学资料显示，全谷类食物可能降低上呼吸道、消化道癌症的发病风险。一项曾在美国卫生研究院退休人员协会膳食和健康研究中，被报告的相关研究观察了约30万名男性和20万名女性，随访近11年，研究发现全谷类食物与女性头颈癌（共401例）的发病呈明显的剂量－反应关系，最高组的发病风险是最低组的0.71倍，而在男性中并未发现这种联系，而且分析结果校正了年龄、吸烟、饮酒和能量等因素的混杂影响。在对约8000名夏威夷的日本裔男性19年的随访中也未发现全谷物在上呼吸道、消化道癌症中的预防作用。

全谷类食物的摄入与激素相关的癌症（如前列腺癌和乳腺癌）的关系尚不明确。尽管有研究提示全谷类食物的摄入可降低前列腺癌和乳腺癌的发病风险，但也有研究结果提示二者没有联系，甚至是正向联系。在丹麦的饮食、癌症和健康的研究中，每增加50 g全谷类食物，人群发生前列腺癌和乳腺癌的风险分别是原来的1.00倍和1.01倍。同样，另一项研究随访了6435名英国女性17

年，也没有发现每天食用全麦面包和麦片的习惯可降低乳腺癌的死亡率。甚至美国的爱荷华州妇女健康研究（约3万名研究对象，近1000例病例，观察了9年）发现了乳腺癌发病率有随全谷类食物摄入量的增加而增高的趋势，最高摄入量组是最低组的1.21倍，而前列腺癌与全谷类食物的关系也在美国的健康职业人员随访研究中呈正向联系，具体原因仍需进一步探索。上述研究之所以出现不同的结果，一方面目前国际上对全谷类的定义尚未统一，研究中所涉及的全谷类加工程度并非一致，不同的加工程度可能会导致不同的抗癌效应；另一方面不同的研究对其他膳食混杂因素校正不一样，也会造成对结果的影响。

小结：全谷类食物是我国居民糖类（碳水化合物）和蛋白质的主要食物来源，含丰富的膳食纤维、B族维生素、维生素E、矿物质和植物化学物质，可预防结直肠癌和女性上呼吸道、消化道癌症的发生。

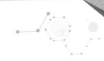

第三节 多吃蔬菜水果对所有肿瘤病人都有益处吗?

近一个世纪以来,大量有关蔬菜水果和癌症关系的流行病学研究提示,富含蔬菜水果的膳食可使许多类型癌症的发病风险降低,研究范围也进一步拓展到不同的蔬菜水果种类和癌症类型。那么是不是所有的蔬菜水果都可以预防所有类型的癌症呢?

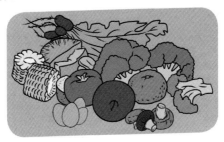

蔬菜和水果摄入量的增加可能降低癌症总发病率和死亡率,这一观点已在国外的一些大型研究中证实。在欧洲的一项关于营养与癌症的研究,对 142 605 名男性和 335 873 名女性进行的约 8.7 年的随访,提示蔬菜水果摄入总量每天增加 200 g,癌症总发病率下降 4%,蔬菜和水果则

是每增加 100 g/d 的摄入，发病率分别下降 3% 和 1%。而在美国为期约 7 年的美国国立卫生研究所退休人员联合会膳食与健康研究中显示，蔬菜摄入量的增加可降低男性癌症的发生风险。水果的保护作用也在日本的寿命研究中发现。然而我国 134 796 名上海城镇人群的队列研究并未发现高摄入量的蔬菜水果可使总癌症死亡率降低；另在美国、日本、瑞典和英国等相关调查中也同样未能发现两者的统计关系。之所以出现上述不同的研究结果，部分可能是由癌症种类构成的不同所造成的，而蔬菜水果不是对所有癌症病人都具有保护作用。

食管癌：美国及欧洲的研究均发现增加蔬菜水果可以降低食管鳞癌的发病风险，但对食管腺癌却没有影响。最近日本一项对 38 790 名男性进行了约 7.7 年的随访研究，发现每天增加 100 g 的蔬菜水果，食管鳞癌的发病率降低 11%。因此蔬菜水果很可能预防食管鳞癌的发生。近年针对不同种类的蔬菜水果对食管癌的预防作用也有研究，如生吃蔬菜、柑橘类水果和十字花科蔬菜的摄入量增加会使食管癌的发生风险降低。

胃癌：在 WCRF 专家评估报告中，超过 60% 的研究发现总的蔬菜摄入量可降低胃癌的发生风险，尤其是在生吃蔬菜方面，更能发现其剂量 – 反应关系。而在水果方面，胃癌在水果摄入量最高的人群发生危险性低于摄入量最低的人群。另外不同种类的蔬菜对胃癌的预防作用可能有所不同，WCRF 评估来自 5 项队列研究的数据得出，每天增加 100 g 黄绿色蔬菜，发生胃癌的风险可降低 37%，而一项 5000 多人的随机双盲研究（干预 3 年，随访 10 年）提示硒和葱类蔬菜的联合干预可降低男性胃癌的发生率。

肺癌：由于吸烟在肺癌的发生过程中扮演着非常重要的角色，在排除了吸烟等因素后，Smith 对相关研究进行汇总分析后发现，蔬菜水果高摄入量组的肺癌发病风险是低摄入量组的 0.79 倍。另外，蔬菜水果的多样性增加，人群发生肺癌的概率也相应降低，WCRF 专家分析相关研究后表明增加富含 β – 胡萝卜素的深色蔬菜的摄入可降低肺癌的发生，每天每增加摄入 1 份绿色叶菜和胡萝卜则可使癌症发病风险分别下降 9% 和 19%，但必须注意的是，在吸烟人群的干预研究和随后的研究发现，长期服用 β-胡萝卜素补充剂可增加肺癌的发病风险。总的来说，蔬菜水果摄入有可能使肺癌的发病风险下降，但这一结论不能应用在膳食补充剂上。

就蔬菜水果对结直肠癌、乳腺癌和前列腺癌等的预防作用，目前尚缺乏充足的流行病学研究证据或研究结果不一致，故不能得出蔬菜水果可以降低其发病风险的结论。

需要提醒的是，随着生活节奏的加快，许多年轻人选择快餐，快餐的一个最大缺点就是新鲜蔬菜水果摄入量较少，其中有相当一部分人会选择服用胡萝卜素、维生素 C 等膳食补充剂来补充膳食蔬菜水果摄入的不足，这种做法难以达到预防癌症的效果，有的甚至可能增加癌症的发病风险和死亡率。世界癌症研究基金会在《食物、营养、身体活动和与癌症预防》报告中提出 10 条建议来预防癌症，其中有一条就是"不用膳食补充剂预防癌症"。所以，对健康人，最好通过高营养素膳食来解决营养素摄入的不足，只是在某些特殊情况下采用膳食补充剂。

小结：新鲜的蔬菜水果可预防食管鳞癌的发

生，较可能降低胃癌和肺癌的发病风险，有限的证据提示结直肠癌、乳腺癌和前列腺癌的发病风险也随着新鲜蔬菜水果摄入量的增加而下降。

第四节 喝牛奶真的会致癌吗？

近年来各种媒体网络都在传播"牛奶致癌论"，牛奶真的会致癌吗？答案是否定的。这种说法主要源于美国康奈尔大学柯林·坎贝尔教授的一项"大鼠实验"。他用两组老鼠，通过致癌物黄曲霉毒素使其体内产生肝脏肿瘤的同时，分别喂食大豆蛋白或酪蛋白，结果显示，喂食大豆蛋白组老鼠的病情没有变化，而喂食酪蛋白组老鼠的病情明显恶化，并因此得出结论：占牛奶蛋白质87%的酪蛋白会"在动物实验模型中显著地促进肝癌的发生"。实际上，如果没有黄曲霉毒素这一致癌物，无论是酪蛋白还是大豆蛋白，都不会引起大鼠发生癌症。另外实验当中，酪蛋白用量非常大，日常喝牛奶不可能达到国外实验中的标准数量，所以用某一动物实验来类推奶类的促癌效果显然是不科学的。

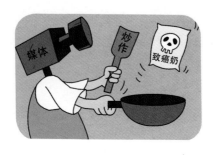

近年来国内外有关乳制品与肿瘤关系的研究论文数以万计，研究结论也不尽相同，但是正向健康效应的报道占有绝对优势地位。2004 年美国《临床营养学期刊》载文报道，摄入过多乳制品会增加妇女患卵巢癌的危险；同年的《国际癌症杂志》也介绍了美国哈佛大学医学院进行的饮食中乳糖与卵巢癌的关系研究，提示乳糖消费过高可能增加卵巢癌的发生率。而有学者根据 2011 年以前发表的欧美国家 18 项关于牛奶及奶制品摄入与乳腺癌之间的关系进行综合分析后发现，总的奶制品摄入与乳腺癌的发病呈负相关关系，摄入奶制品最高组与摄入最低组相比，发生乳腺癌的风险降低了 15%。有关奶制品与结直肠癌关系的研究结果显示，牛奶及奶制品对结肠癌有预防作用，但对直肠癌的预防作用不明显。实际上任何科研论文都有其既定的研究背景和实验条件，我们应当具体分析并慎重对待不同的研究结果。

关于牛奶及奶制品与肿瘤发病之间的关系，目前的研究对象主要集中在乳腺癌、结直肠癌、前列腺癌等西方人群发病率比较高的肿瘤，而且研究绝大部分是在欧美等西方国家的人群中进行的。众所周知，在西方居民膳食结构中，动物性食物所占的比例远远超过东方居民。他们摄入的动物蛋白比例占所有摄入蛋白的70%，这其中有35%~40%来自于牛奶。在动物蛋白和动物脂肪摄入量已经很高的情况下，增加牛奶的摄入必然引起不同食物之间的更大失衡。实际上，东西方居民牛奶饮用量存在极大差异。欧美国家每年的人均牛奶消费量超过300 kg，而当前我国仅为36 kg，为世界平均水平的1/3。在这样非常低的摄入水平下不考虑我国人民的营养缺乏问题如何解决，反而担心牛奶"过量"引起的癌症问题，无疑是本末倒置的。《中国居民膳食指南》和平衡膳食宝塔建议成年人每天摄入奶类及奶制品300 g，而目前我国居民奶类及奶制品的摄入量仍然低于平衡膳食宝塔的建议量。

小结：有关牛奶及奶制品摄入与肿瘤发病的关系，目前尚没有足够的证据表明其具有相关关系。因此，适量饮用牛奶及奶制品并不会导致肿瘤的发生。

第五节 加工肉制品、红肉和癌症之间有什么亲密关系？

世界卫生组织下属国际癌症研究机构（IARC）于2015年10月26日宣布火腿、香肠、肉干等加工肉制品为"致癌物"，并把生鲜红肉，即牛、羊、猪等哺乳动物的肉，列为仅次于加工肉制品的"第二等级即致癌可能性较高"的食物。该报道经过来自10个国家的22位专家对800多份现有相关科学研究的深入分析，有足够证据表明，食用加工肉制品会导致人类罹患结直肠癌，因此决定将经过腌渍、烟熏、发酵或其他用于增强口味或防腐处理方式制成的加工肉制品列为"致癌物"。这些加工肉制品既包括以猪、牛、禽类肉为主要成分的热狗、火腿、香肠、熏肉、牛肉干等食品，也涉及肉罐头、肉制酱汁或配料，以及含有动物内脏或血液的加工食品。消息一经公布，立刻引发全球关注，人们纷纷追问：加工肉制品、红肉被列为致癌物和致癌可能性较高的食物，我们还能吃吗？

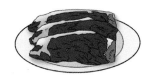

美国国立卫生研究院及肿瘤研究院以美国 6 州（加利福尼亚、佛罗里达、北卡罗来纳、新泽西、宾夕法尼亚、路易斯安那）、2 市（亚特兰大及底特律）1995—1996 年、年龄为 50~71 岁的全部人群为观察对象，入组人数高达 617 119 人，是迄今为止规模最大的观察红肉、加工肉与肿瘤关系的前瞻性研究。研究发现，红肉及加工肉增加多种肿瘤如食管癌、结直肠癌、肝癌、肺癌、喉癌、膀胱癌、前列腺癌等的发生率。更加重要的是，该研究发现：如果将红肉摄入量降低至一级水平

［男女平均为 9.8 g/1000（kcal·d）］，则可以显著降低总体死亡风险，11% 男性死亡、16% 女性死亡可以避免。不仅如此，减少红肉及加工肉的摄入量还可显著降低心血管疾病的死亡风险。

近 10 年来，支持大肠癌（CRC）与红肉，尤其是加工后红肉摄入之间存在联系的流行病学数据占据了优势，现有的研究效力比较高的流行病学研究证据，特别是队列研究的证据表明，加工类肉制品对结直肠癌具有促进作用。另有研究者 Chan 及同事发现，每天进食 50 g 加工后的红肉，大肠癌的风险增加 21%，而每天摄入 100 g 对应风险增加 29%，因而指出二者之间存在剂量－反应关系。

美国哈佛大学研究人员观察了 39 268 名高中女生红肉摄入量与绝经前乳腺癌的关系，随访时间为 7 年，7 年间观察对象有 455 人发生绝经前期浸润性乳腺癌，红肉摄入量最多者乳腺癌的发生风险是红肉摄入量最低者的 1.34 倍；每天红肉摄入量每增加 100 g，乳腺癌的发生风险增加 1.2 倍，两者呈正相关性；红肉摄入量与激素受体阳性乳腺癌的关系更加密切，而与激素受体阴性乳腺癌无显著相关性。另有研究发现，红肉、加工肉及总计肉食摄入量多少与绝经后乳腺癌无关。

红肉、加工肉为什么会增加肿瘤及死亡风险呢？可能的机制涉及多个方面：第一，红肉中的致癌因子可能是过多的脂肪、蛋白质以及加热后产生的致癌物质。第二，加工后的肉类含有亚硝酸盐和钠，高温烹调或是明火烹调肉类会产生杂环胺（HCAs）和多环芳烃（PAHs），这些物质属于潜在的致癌物。第三，红肉含有丰富的铁离子，它可以诱导氧化损害，并增加 N- 亚硝基化合物的形成。第四，红肉是饱和脂肪酸的主要来源，它被证实与乳腺癌、结直肠癌密切相关。

实际上，不同的流行病学调查可能会得出不同的具体数据，不同的个体也存在不同的致癌概率。离开摄入量谈食品的致癌风险也是没有意义的，红肉毕竟有不可替代的营养成分如优质蛋白以及维生素、矿物质等，尤其是铁的含量明显优于其他肉类，所以适当吃一些肉类对于预防缺铁性贫血还是很有益的。虽然加工肉制品被列为致癌物，红肉被列为"非常可能的致癌物"，并不代表吃了这种食物一定会患癌，也不意味着这些食品就不能吃了。当然如果长期大量地食用这类食品，则患癌概率可能会增加。

那么我们应该如何选择肉类呢？牛、羊、猪肉等红肉，鸡、鸭、鱼、虾等白肉，最好隔天换着吃。世界癌症基金会对相关证据的评估是，每周吃不超过500 g的红肉并不会增加肠癌的危险。平均到每一天，大约是70 g。而最新《中国居民膳食指南》对每天畜禽肉类摄入的推荐量是40~75 g。这个推荐量既能帮助人们获得肉类中的丰富蛋白质、铁、锌等元素，预防营养不良、贫血、锌缺乏，也符合预防癌症风险的要求。并且烹调时少用炭烤、烟熏、油炸的方法，烹调后不焦糊、不过咸，人们还是可以安心享受肉类的美味。

小结：公众不必谈肉色变，更不需要放弃吃红肉，只要摄入量在《中国居民膳食指南》建议的范围内，再选择科学的烹调方式就大可不必担心患癌的事情啦！

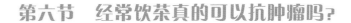

第六节 经常饮茶真的可以抗肿瘤吗?

古往今来,茶都是备受欢迎的饮品。根据生产工艺不同制成不同种类的茶,主要包括绿茶、红茶、乌龙茶,以及黄茶、黑茶、花草茶等,其中绿茶、红茶及乌龙茶饮用者较多。绿茶是未经发酵的茶,即将鲜茶叶经过摊晾后直接放入100~200℃的热锅里炒制,以保持其绿色的特点,因不经过发酵,绿茶得以保留较多的茶多酚。红茶是一种全发酵茶,加工时经发酵,使其所含的茶多酚氧化为茶黄素和茶红素,此两者是多种多聚多酚的总称。乌龙茶制作时适当发酵,使叶片稍有红变,是一类介于红茶与绿茶之间的半发酵茶。目前已有多项研究表明,茶提取物中对健康有益的成分主要是茶多酚,茶多酚是茶中多酚类物质的总称,包括黄烷醇类、花色苷类、黄酮类等,其中以黄烷醇类物质(儿茶素)最重要。绿茶以含有丰富的茶多酚(tea polyphenols, TPs)等有效生物活性物质而备受关注。这些多酚以单体形式存在,占茶叶干重的30%~40%,主要成分为儿茶素,约占其总量的80%。

至今有许多流行病学研究证实饮茶可以减少罹患癌症的风险，同时也有非常多的研究不支持这一论断。由于茶的种类繁多，肿瘤的发生发展机制错综复杂等多重影响因素的存在，茶与癌症风险的关系尚未得出清晰明确的结论。

近期证实茶有抗肿瘤作用的流行病学调查报告主要来自我国上海和浙江，两者均是绿茶消耗集中地区。另有流行病学显示，中国江苏的肝癌高发区启东县，喜欢饮茶者仅占 15.4%，而肝癌低发的句容县，饮茶率高达 61.4%。Sun 等近期根据曾发表的 21 篇相关文章进行了关于饮茶和结肠癌关系的汇总分析，纳入 8 篇关于饮用绿茶与结肠癌关系的文章，经分析后得出，饮用绿茶可降低患结肠癌的风险，而对 17 篇关于红茶与结肠癌风险关系的研究进行汇总分析后得出，红茶并不具备明显降低结肠癌风险的作用。关于饮茶与肺癌的发生风险，多数研究支持茶的抑癌作用，但也有反对的声音，近期一项研究表明，茶的抑癌作用体现在某些特殊人群如不吸烟的女性群体中。关于茶与乳腺癌的发生风险，经分析多项研究后发现，饮用绿茶可降低乳腺癌的发生风险，而红茶则没有确切的结论，绿茶降低乳腺癌风险可能的机制为其对女性雌激素水平的调控，曾有研究提示，有饮茶习惯的女性血清中雌激素水平明显低于不饮茶或不规律饮茶的女性。另外还有多项来自日本的研究结果提出饮用绿茶可以降低人群患胃癌的风险。日本厚生省对产茶区和非产茶区癌症发生率做了调查，发现产茶区癌症发生率仅为非产茶区的二分之一，胃癌发生率仅为五分之一。中国专家发现，在控制吸烟、饮酒、烫食因素后，常饮绿茶者食管癌的危险性减少一半，胃癌发生危险性减少 20%~30%。

饮茶还能减少卵巢癌、子宫颈癌等癌症发生。虽然癌症的发生尚与其他多种因素有关，但饮茶有助于预防癌症发生的事实，看来是确凿无疑的。

究竟每天喝多少茶才有可能达到抗肿瘤效果呢？早在 1994 年上海的研究人员们提出，不吸烟或者不饮酒的人群每天饮用 2~3 杯绿茶可以减少患食管癌的风险。但在 1997 年日本研究又表明要每天饮用 10 杯绿茶才具有抗肿瘤作用。这主要是因为多数流行病学研究中对茶的饮用量无法作出精确的估计。或许有人不能忍受茶的苦涩或者饮用不了如此大量的茶，在食物中添加茶多酚的制剂或许能解决这一问题，但要注意食用大剂量茶多酚时需考虑其存在的肝脏毒性。

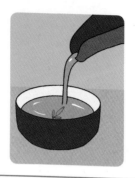

小结：茶或其成分具有较为明确的抗肿瘤作用，而且还具有调节免疫等方面的其他效用，因此，在生活中大家不妨适度饮用绿茶。

第七节　喝咖啡是抗癌还是致癌？

近年来，作为西方生活方式代表的咖啡，已正式进入中国人的视野和生活，备受广大青年人的喜爱。不过以前它一直被一个阴影笼罩，因为 IARC 把咖啡的致癌风险列为 2B 类，意思是可能对人类致癌，甚至还可以看到标题为"咖啡抗癌也致癌"的文章。到底咖啡是抗癌还是致癌呢?

1991 年,IARC 将咖啡列为可能的致癌物。IARC 称,"有限的证据"表明咖啡与膀胱癌风险上升有关联。但 20 多年来,大量证据指向新的结论。IARC 的声明写道:"现有的许多流行病学研究结果显示,喝咖啡没有致癌效果。"研究人员仔细分析了针对 20 余种癌症的 500 多项研究,他们认定,咖啡其实也许有助于抵御肝癌和子宫癌。在多项研究结果中,喝咖啡与结直肠癌风险降低有关。

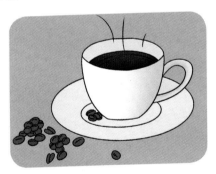

肝癌:近年来越来越多的研究表明,咖啡可以降低肝癌的发生风险。早在 20 年前就有研究数据显示喝咖啡对肝脏和肝病预防有益处,尽管当时科学家们还无法确定咖啡和肝癌风险之间的关

系。但在 2007 年之后，所有这方面的研究均表明喝咖啡能防治肝癌。研究表明咖啡对未患过肝病的人来说能十分显著地降低肝癌风险，对比于几乎不喝咖啡或偶尔喝一杯的人来说，每天喝 3 杯以上咖啡的人患肝癌的风险要低 40%~50%。对于慢性乙肝病毒携带者来说，适量摄入咖啡可以将肝癌的发病风险几乎降低 50%。对于众多研究，意大利学者荟萃分析了有关咖啡摄入与肝癌或原发性肝细胞癌发生相关风险的研究发现，任意咖啡摄入量组与无咖啡摄入量组比较，肝细胞癌的发生风险降低了 40%，咖啡摄入量与原发性肝癌发生风险之间的负相关性与受试者的性别、饮酒史、肝炎或肝脏疾病的病史无关。因此基于目前流行病学的证据来说，喝咖啡确能对肝癌防治起到作用。有些专家甚至建议每天适量喝未加糖的咖啡作为治疗非酒精性脂肪肝病的有效补充。

结直肠癌：结直肠癌在西方发达国家的发生率是发展中国家的 10 倍。在 1991 年，国际癌症研究的工作组总结了自 20 世纪 80 年代起发表的大量研究，从而得出结论喝咖啡能降低患大肠癌的风险。随后，在不断更新的数据分析研究中，有的结果显示喝咖啡和结直肠癌没有关联，有的研究显示喝咖啡有益处。最近的研究表明，相对于不喝咖啡的人，每天大量喝咖啡的人结直肠癌患病率要低15%，若单单对结肠癌来说，该患病率能降低21%。目前人们还没有得出咖啡与结直肠癌的确切关系，很多不同研究得出来的结论不太一致。但总的来说，目前的证据提示咖啡可能轻度或不能降低结直肠癌的发生风险，但也并不会增加结直肠癌发生率。

乳腺癌：1990年，挪威的一项研究表明，每天喝5杯以上咖啡的女性的乳腺癌发生率要比每天喝2杯以下的低50%，该结果十分令人振奋。然而，后续的研究结果却越来越显示喝咖啡与乳腺癌之间并没有明显的相关性，只有在大量喝咖啡时才显示出微弱的效应。还有学者对以往研究分析后提示大量摄入咖啡还可能增加乳腺癌的风险。之所以出现研究结果的差异，主要是各项研究存在咖啡生产及焙烧方法的不同及咖啡杯容量的不同，至今还没有得出令人信服的结论。总的来说，新的证据越来越指向喝咖啡能降低乳腺癌风险，尤其可降低雌激素受体阴性、乳腺癌1号基因携带者、绝经后妇女等人群的乳腺癌发病风险，有研究建议每天喝 4 杯以上的咖啡可中度减低绝经前女性乳腺癌的发生率。

其他癌症：对于肺癌，有少量研究表明喝咖啡会增加患病风险，尤其对于每天喝 3 杯以上的人来说。尽管如此，目前研究者们仍无法确认该结论是否和吸烟等因素相关。对于胰腺癌，先前有研究表明喝咖啡能降低患病风险，但后续又有研究表明该作用并不十分明显，即使在摄入量很高的情况下。对于口腔癌，尽管在早期存在少量争议，近来主要的证据还是表明大量喝咖啡能显著降低口腔癌的患病风险。

小结：单从喝咖啡的角度来说，在癌症这个问题上利大于弊，但为了健康还需有数量的概念，每天 1~2 杯为好。但需要注意的是饮用咖啡的温度不宜过高，任何对于喉管的反复性高温烫伤都会提高患食管癌的发生风险。

（高淑清）

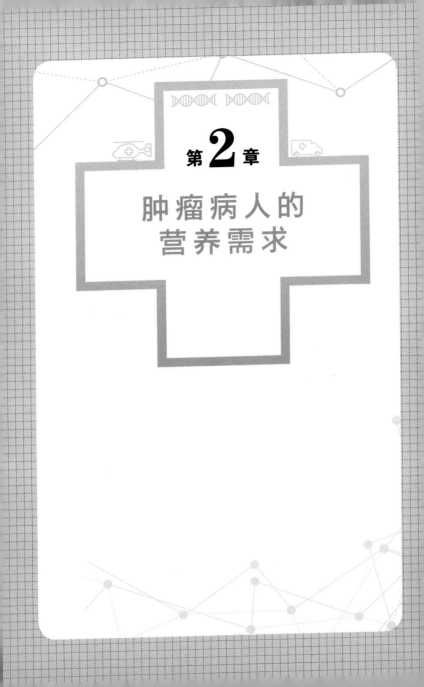

第 **2** 章

肿瘤病人的营养需求

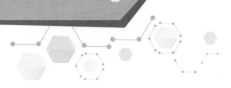

第一节 肿瘤病人需要多吃蛋白质食品吗？是否会增加肝肾负担？

蛋白质是生命的物质基础，是细胞组织的主要组成成分，维持细胞组织的生长、更新和修补。蛋白质是生命活动的主要承担者，参与体内多种重要生理活动，体内有很多特殊功能的蛋白质，如：酶、某些激素、抗体和某些调节蛋白；肌肉的收缩、物质的运输、血液的凝固等均需要蛋白质来实现。没有蛋白质就没有生命，机体中的每一个细胞和所有重要组成部分都有蛋白质参与。在新陈代谢过程中，组织中的蛋白质始终处于一种不断分解、合成的过程中。在分解过程中，部分蛋白质可以氧化供能。

食物中的蛋白质进入胃后经胃蛋白酶作用水解生成多肽及少量氨基酸。在胃中经过短暂的停留后，食物进入小肠，未经消化和消化不完全的蛋白质受胰液及肠黏膜分泌的蛋白酶及肽酶的共同作用，进一步水解成小肽和氨基酸。小肠黏膜细胞将氨基酸和小肽转运吸收。蛋白质分解代谢的最终产物通过尿液和粪便排出。蛋白质在代谢过程中，肾脏负担着中间代谢产物重吸收和终末代谢产物排泄的重任。将蛋白质的代谢废物，通过尿液排出体外，以维持人体水、电解质以及酸碱平衡。食物中的蛋白质，大部分都被消化吸收。未被消化吸收的蛋白质在大肠经腐败作用分解。腐败作用的大多数产物对人体是有害的，例如胺类、氨、酚类、吲哚及硫化氢等。正常情况下，有害物质大部分随粪便排出，只有小部分被吸收，经肝代谢转变而解毒。一般而言蛋白质不能在人体内部大量储存，一旦过量必然要排出体外，势必加重肝脏和肾脏的负担。另一方面，蛋白质的营养价值取决于必需氨基酸种类、数量和比例。凡是食物蛋白质中所含氨基酸的种类和数量愈接近人体需要的，蛋白质的营养价值就愈高，反之则低。营养价值高的蛋白质生物利用率高，代谢废物少，消化系统和肝肾负担小。营养价值高的蛋白质主要来源于蛋、奶、鱼、肉、豆制品等。

既往研究显示肿瘤病人的蛋白质更新速度加快，分解率增加，合成也加速，总的表现为负氮平衡，即机体蛋白分解大于合成。肿瘤病人蛋白质代谢改变主要表现为骨骼肌萎缩、低蛋白血症、瘦组织群下降、内脏蛋白消耗、蛋白质合成减少和分解增加、蛋白转化率升高、血浆氨基酸谱异常。肿瘤病人血浆色氨酸浓度增高在进行性营养物质消耗中起关键性作用。色氨酸是大脑 5- 羟色胺前体物质，而 5- 羟色胺可刺激下丘脑饱食中枢，引起厌食。长期负氮平衡造成机体蛋白质不足或缺乏，进而导致病人身体消瘦、免疫力下降、伤口难以愈合等。

肿瘤病人需要摄入更高的能量，但由于肿瘤细胞在侵蚀人体过程中严重破坏了各器官的功能，再加之放化疗的影响，患者的味觉减退，食欲下降，消化功能变差，营养吸收和各项代谢功能发生障碍，在肿瘤的不同阶段，患者体重丢失和营养不良的发生率高达 31%~87%，20% 的肿瘤病人直接死于营养不良。

小结：虽然理论上蛋白质摄入过多，会增加肝肾负担，也会引起胃肠消化吸收不良，长期下去可影响肝肾功能，容易患肝肾疾病，但是肿瘤病人面临的主要营养问题还是营养不良，存在蛋白质摄入不足，肿瘤病人需要补充大量的优质蛋白质，推荐其蛋白质摄入量为 1.2~2.0 g/（kg·d）。

第二节 肿瘤细胞会被饿死吗？

一些肿瘤病人担心高营养会促进肿瘤生长，从而主动减少营养摄入，希望通过少吃饭去"饿死"肿瘤。这种想法是不对的，因为肿瘤可以利用机体储存的营养，无论如何都不会把它饿死。

肿瘤一旦发生，不仅肿瘤细胞本身代谢异常，在肿瘤生长过程中，肿瘤细胞增殖迅速，急剧消耗人体的营养，而且肿瘤生长过程中产生的一些物质也会影响宿主的能量代谢，使病人能量消耗增加。能量消耗增加是导致营养不良甚至是恶病质的重要因素。肿瘤的部位、组织类型、分化程度以及肿瘤的进展情况都会影响肿瘤病人的能量消耗。病人一旦发生营养不足，免疫力下降，会导致肿瘤细胞进一步发展、扩散。肿瘤病人营养不良和恶病质发生率极高。中国抗癌协会肿瘤营养与支持治疗专业委员会"常见恶性肿瘤营养状况与临床结局相关性研究（INSCOC）"发现：我国 67% 住院肿瘤病人存在中、重度营养不良。在合理营养的支持下，随着病人自身抵抗力和免疫力的上升，能达到抑制肿瘤细胞的目的。

在肿瘤学术界，确有"饥饿疗法"，但"饿死肿瘤"，并非让病人挨饿。"饥饿疗法"真正含义是肿瘤的抗血管生成治疗，这种治疗的理论基于：肿瘤的形成、生长必须伴随新血管的生成，肿瘤的侵袭转移也要通过血管进行；肿瘤血管为肿瘤生长提供营养保证，也为肿瘤细胞提供散播途径，所以破坏和阻断肿瘤血管的形成，就可阻断肿瘤细胞的营养供给通路，使肿瘤"饿死"。这种方法现在已经在临床应用并取得疗效，如对肝脏肿块采取介入治疗的方法，用导丝沿着人体血管进入肿瘤内部注射抗癌药物，同时也将给肿块输送养分的血管进行封闭，阻断血流供给，起到"饿死"肿瘤的目的。靶向治疗药物，也是通过精准作用于基因的靶点，抑制血管的生长，阻断肿瘤生长通道，起到抑制癌细胞增殖的目的。

然而，肿瘤的发生、发展、增殖、分化、血供、转移等是非常复杂的问题。肿瘤的"饥饿疗法"是靶向定位切断肿瘤的营养供给，不能与"不进饮食"混为一谈。

肿瘤为消耗性疾病，本身是消耗大量营养的，癌症病人不吃不喝，试图"饿死"肿瘤细胞的做法对治疗只能起到消极作用，很容易导致：①基本营养不能保证，病人免疫力低下，加上肿瘤本身所致免疫紊乱，并发症发生风险增加，导致住院时间长，医药费用增加，病人生存质量降低，缩短病人生存期，甚至直接导致病人死亡。②放疗和化疗作为主要抗肿瘤手段，需要病人具备良好的体力作为支撑。如果病人的全身营养状况差，治疗耐受力下降、治疗效果下降，延误治疗，会使病情向不良方向发展。

小结：维持良好的营养状况是肿瘤治疗的基础，减少进食、饿死肿瘤的说法是不科学的。

第三节　长期素食会导致癌症发生吗?

素食在东方饮食实践中源远流长,代代相传,成为东方饮食文化不可缺少的一部分。目前,素食在某种程度上成为一种饮食时尚。

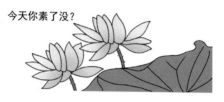

今天你素了没?

素食是一种不食肉、家禽、海鲜等动物产品的饮食方式,有时也戒食或不戒食奶制品和蜂蜜。一般将素食分为3种:①全素素食,只进食五谷类、蔬菜、果仁及豆类,动物性食物(包括肉类、奶品类、蛋类及海鲜类等)则不能食用。②奶素食,全素素食的基础上可以进食奶类食物。③奶蛋素食,可以在奶素食的基础上加食蛋类。

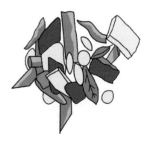

不正确的素食膳食可能会导致癌症的发生吗?

（1）长期素食蛋白质摄入不足：植物类食物中的蛋白质质量较差，长期素食者往往表现为蛋白质摄入不足，可使身体虚弱，抗病能力下降，导致各种疾病的发生，其中也包括恶性肿瘤，特别是易引起消化道肿瘤。

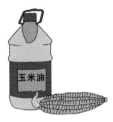

（2）素油摄入过多：科学研究已经证明，吃素油可以减少冠心病的发生。因此有许多朋友可能会认为素油吃得越多对健康越有利，其实不然，食素油过多会使脂肪摄入量超标，人体更容易患结肠癌、乳腺癌、前列腺癌等。

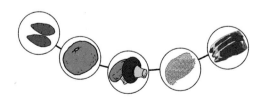

（3）维生素、矿物质缺乏：素食膳食中几乎不含维生素 B_{12}，人体的必需元素如铁、钙、锌，其次由于素食富含的草酸、植酸、膳食纤维和其他矿物质等的干扰，易导致机体铁、钙、锌、脂溶性维生素等缺乏。

维生素被称为"抗癌先锋"：体内维生素 A 缺乏容易发生皮肤癌、口腔癌、肺癌等；人维生素 D 缺乏与癌症发生密切相关，研究表明血清 25-（OH）D_3 低于 20 μg/L 时，结肠癌、前列腺癌、乳腺癌发病率以及癌症病人死亡率将增加 30%~50%。

矿物质：钙与胆汁酸在肠内结合，抑制胆汁酸对肠黏膜的损伤和由胆汁酸引起的增生和致癌作用；锌能减少氧化应激，增强免疫功能，从而预防癌症发生；大量实验显示，锌缺乏会增加食管上皮细胞的增殖，增加 N-亚硝胺诱导的食管癌发病风险。

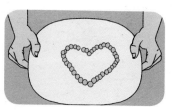

（4）合理素食要拒绝纯素食：素食膳食在诸如血脂紊乱、肥胖、2型糖尿病、冠心病以及代谢综合征等代谢紊乱性疾病的防治中所发挥的重要作用是显而易见的。此外有研究表明素食者因任何一种癌症导致的病死率都比非素食者低。女性素食者的乳腺癌发病率较低，这种预防作用可能与雌激素的水平有关。这里要说明的是，上述种种素食对健康的好处都是基于对一些乳蛋素食者的研究资料，或者是经过认真选择食物、合理搭配的素食方案，也就是绝对素食的情况是不在此列的。

素食人群

★谷类为主，食物多样；适量增加全谷物
★增加大豆及其制品的摄入，每天50~80g；
　选用发酵豆制品
★常吃坚果、海藻和菌菇
★蔬菜、水果应充足
★合理选择烹调油

小结：素食的应用宜权衡利弊，重要的是膳食结构的合理化，而不是强调某些食物的特殊保健作用。为此可参照《中国居民膳食指南素食人群（2016版）指导》建议，帮您达到在素食状况下的合理膳食，以促进健康、减少和预防癌症等慢性非传染性疾病的发生。

第四节　高膳食纤维食品可以预防大肠癌吗？

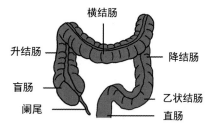

很多研究显示，35%的癌症与膳食因素有关，其中脂肪的过量摄入被认定是诱发癌症的关键因素。实验证明，高脂饮食提高了大肠癌的发病率。相反，低脂和富含某些抗癌因子的饮食降低了癌症的发病率。如有很多研究指出，多食用富含膳食纤维的蔬菜，水果和全谷类食品能预防大肠癌；反过来，过量食用红肉和加工肉类会增加大肠癌发病率。膳食纤维对肠道健康十分重要。从饮食中摄取充分的膳食纤维，能增加肠道蠕动，减短致癌物在体内逗留时间，有助于预防便秘、大肠癌等多种疾病。有研究指出每天多进食 13 g 膳食纤维，可减低 31% 患大肠癌的机会。可是当今都市人饮食中的食物太精细，膳食纤维摄入太少，很难达到推荐摄入量，也很容易便秘，长期便秘再发展会引起一系列肠道疾病，也包括大肠癌。

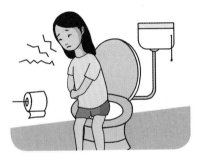

什么是膳食纤维？膳食纤维是糖类中不被人体消化吸收的一部分。由于人体消化道中缺乏能消化这些物质的酶，故不能被人体利用，而肠道中的细菌也只能分解其中的一部分。膳食纤维的简单分型可以分为水溶性纤维（果胶、树胶）和非水溶性纤维（纤维素、半纤维素、木质素）等，不管是水溶性还是非水溶性的膳食纤维对人体健康都有着至关重要的作用。

膳食纤维怎么预防大肠癌？膳食纤维具有吸

水性，增加粪便的体积，可稀释致癌物质；可促进排便，缩短致癌物质与肠壁接触的时间；可与胆酸结合，减少致癌物质的形成。

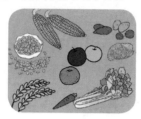

膳食纤维的来源：食物中膳食纤维来源于谷、薯、豆类及蔬菜、水果等植物性食品。富含膳食纤维的食物主要有麦麸、全麦面粉、糙米、根茎菜类、小黄瓜、花青菜、甘蓝、燕麦、大麦、干豆类、苹果、柑橘、柿子、梨、草莓、胡萝卜、南瓜、马铃薯、海带等。

膳食纤维的摄入量也需恰到好处，中国营养学会建议成人以每天摄入 25~30 g 为宜。值得注意的是，膳食纤维也并不是越多越好，长期摄入高膳食纤维膳食，可能会影响矿物质和维生素的吸收，引起缺铁、缺钙等营养问题。

小结：建议大家多食用高膳食纤维食品，保持大便通畅，预防大肠癌。

第五节　肿瘤病人需要的维生素和矿物质是否比正常人多呢?

近年来肿瘤病人的代谢研究已成为肿瘤营养学的重要主题。肿瘤病人往往伴有某些维生素和矿物质的缺乏，而肿瘤本身也会加剧病人的营养素缺乏。

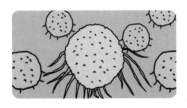

1. 为什么肿瘤病人维生素和矿物质消耗增多？

消化道肿瘤病人中，多见叶酸或维生素 B_{12} 绝对或相对缺乏。究其原因，消化道肿瘤一方面影响叶酸、维生素 B_{12} 吸收，如食管癌病人由于病变在腔内生长造成梗阻，进食困难而造成营养不良；另一方面肿瘤细胞增生时机体对叶酸或维生素 B_{12} 需要量增加，导致许多肿瘤病人出现营养缺乏性贫血。已有证据表明，因为肿瘤细胞很喜爱维生素 C，它们会把维生素 C 当作糖果一样吞食，所以患了癌症之后癌细胞为满足其过度生长，会加大对维生素 C 的摄取利用。肿瘤病人特殊医学用途配方食品应用专家共识中指出，对于肿瘤病人，微量营养素，尤其是抗氧化剂的补充非常重要，其作用是多方面的：改善肿瘤相关厌食、减少治疗相关不良反应、提高治疗效果及生活质量、预防肿瘤复发。共识中建议，在肿瘤治疗前、中、后阶段使用高达 1~3 倍每天推荐摄入量的充足抗氧化剂（如维生素 C、维生素 E 和硒等）。此外，某些消化道肿瘤病人本身及治疗会导致失血，病人出现缺铁性贫血，铁的消耗量也较正常人多。

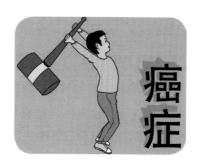

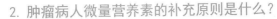

2. 肿瘤病人微量营养素的补充原则是什么？

关于微量营养素的补充，所有指南推荐首先供给病人自然充足的食物，因为自然食物中包含了所有微量营养素，尤其是人类膳食中很重要的多种营养素。但是，所有类型的营养不良都有微量营养素缺乏的风险，尤其是水溶性维生素。目前认为，通过口服补充营养制剂或维生素制剂，补充接近膳食推荐摄入量的多种维生素及矿物元素是有用且安全的。对于肠外营养超过 1 周的病人补充常规剂量的维生素和微量元素也是必需的。但是由于目前并没有发现补充某种高剂量微量营养素可以改善肿瘤病人的临床结局，通常不建议病人使用高剂量的微量营养素制剂。一般经口进食或肠内营养管饲每天提供 WHO 或各国营养学会推荐的微量营养素摄入量是比较合理的选择。

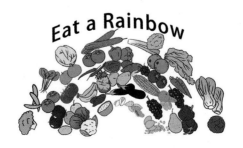

在蔬菜品种的选择上，不同颜色的蔬菜含有不同的营养素和植物化合物，建议摄取多种颜色的蔬菜。西蓝花、油菜、菠菜等深绿色蔬菜中的钙和维生素C含量较高，红色的辣椒、番茄，橙色的胡萝卜，紫色的甘蓝、茄子，白色的萝卜等都能提供多种维生素和微量元素。肿瘤病人要保证蔬菜的足量摄入以及蔬菜品种的多样化，即"彩虹原则"。

小结：通常情况下，肿瘤病人需要的部分维生素和矿物质较正常人多，补充的首选还是自然食物，对患有营养不良的病人推荐补充多种维生素及矿物质，但不建议使用高剂量的营养素补充剂。

第六节 食管癌病人的饮食有什么特别之处呢?

什么是食管癌? 食管癌是我国城乡居民最为常见的致命性恶性肿瘤，俗称噎食病。那食管癌发生的原因又是什么呢? 到目前为止，医学上还没有找到明确的病因，但通过对食管癌病人饮食、生活习惯的流行病学调查发现，食管癌的发生与食管黏膜的慢性损伤密切相关。而食管黏膜的长期慢性损伤多由长期进食较烫的、粗糙的或者是刺激性的食物有关。除了早期发现、早期手术和化疗外，应主动避免上述各种危险因素，以预防食管癌的发生及复发。

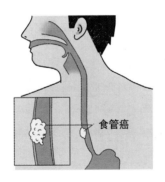

食管癌恶性程度高，易产生消化道机械性梗阻，主要症状是吞咽哽噎感，随着肿瘤侵袭加重，伴随进行性咽下困难，病人从初期可进食普通食物到中期进食流质、半流质食物发展到晚期进食困难、不能进食。由于摄入营养减少，造成机体的消耗大于营养的吸收，病人常出现营养不良，能量、水钠代谢紊乱。如果病人术前长期低蛋白血症、贫血、饮食营养摄入不足，机体抗感染能力差，极易导致吻合口、手术切口供血不足、感染，最终发生吻合瘘、狭窄或切口感染。故提高对食管癌病人饮食指导及营养支持护理十分必要。

食管癌病人的营养膳食要点：

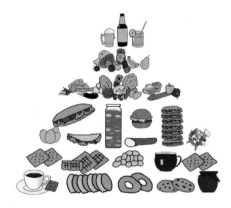

普通膳食阶段的营养膳食要点是什么呢？食管癌病人经确诊但吞咽困难症状还不严重时，要抓紧时间给病人补充营养，饮食应富含充足的能量、蛋白质、脂肪和维生素，以营养价值高、易消化吸收为主。病人在食物选择上要种类多样化。多选择具有抗癌作用的食品，避免食用不易消化的食物，注意菜肴的色、香、味调配，改进饮食习惯与烹调方法，不吃霉菌、毒素污染、烧焦、烟熏、腌制及高盐食品。

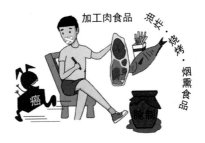

同时避免食用辛辣、腥臭的刺激性食物及调料，因为这些食物能引起食管痉挛，使病人产生不适。宜吃一些新鲜的蔬菜水果，如番茄、柑橘类、猕猴桃、酸枣、芒果等食物。另外在进食时要保持良好的情绪，避免忧伤、思虑、愤懑等，应在轻松愉快的心情下进食，也可进行一些适当的运动，以促进消化吸收。

手术后的病人应该怎么饮食呢？术后根据病情需要，遵从医嘱喝少量的水，防止吻合口瘘，一般要在 7 天后进食半量流质，第 8~9 天进食全量流质，第 10~11 天进食少渣半流质，第 12~14 天进食半流质，第 15 天后进食普通软食，第 5 周后进食普通饮食。但这需要由主管医生来决定开始进食的时间。

而对于不能进食的食管癌病人的膳食要点是什么呢？对于不能正常进食的食管癌患者应设法吃一些能进入食管的半流质和全流质膳食，并保证膳食的质量。不能限制热量，要营养丰富，饭菜细软，容易消化和吸收，病人出现哽噎感时，不要强行吞咽，否则会刺激局部癌组织疼痛、出血、扩散或癌细胞转移。食后宜静坐或半卧30~60分钟，以避免恶心、呕吐的发生。必要时可食匀浆膳、要素膳及混合奶等膳食，宜于消化吸收。匀浆膳的能量需根据病人的病情和个人的饮食习惯自行配制多种配方，原料可选择米饭、粥、面条、馒头、鸡蛋、鱼、虾、鸡肉、瘦肉、猪肝、白菜、胡萝卜、油菜、白萝卜、冬瓜、土豆，以及适量的豆腐、豆干等。混合奶可采用牛奶、豆浆、鸡蛋、蔗糖、盐等配制。但需要注意，要避免进食冷流质，以温食为好，因为食管狭窄的部位对冷刺激十分敏感，容易引起食管痉挛，发生恶心呕吐、疼痛和胀麻感觉。但不可长期食用半流质和全流质膳食，要密切观察病人恢复情况，逐渐增加进食量，恢复到普通膳食阶段。长期不能经口进食者，可考虑通过管饲给予肠内营养液。

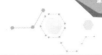

小结：针对食管癌病人的不同阶段，出现的不同情况，制订相应的营养方案，主要还是给予细软易消化的食物，以少量多餐为主。

第七节 多吃绿色蔬菜对肿瘤病人有什么好处？

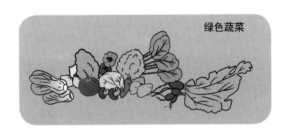

绿色蔬菜

蔬菜富含维生素、矿物质和膳食纤维，其中的某些成分还可能具有药物保健价值，是保证人体健康不可缺少的重要食物类别。

蔬菜的营养价值与蔬菜的颜色有十分密切的关系，一般颜色深的蔬菜营养价值高，绿色蔬菜从营养学上分析很多营养素含量都比其他蔬菜高很多，因此绿色蔬菜为食之首选。正常人蔬菜每天最少吃 300~500 g，而且要品种多样，颜色多样，尤其是深色蔬菜要占到 50% 以上。

1. 绿色蔬菜抗癌的秘密在哪里？

绿色蔬菜含有丰富的维生素，如维生素 C、B 族维生素、β – 胡萝卜素、维生素 A、维生素 D、微量元素硒、钼等，可以保证机体正常氧化代谢对组织造成的氧化损伤，从而减轻患肿瘤的风险。例如维生素 C，具有增强免疫和抗氧化的作用，可以减少致癌物质亚硝胺在体内聚集，极大地降低食管癌和胃癌的发病率。维生素 B_2 是机体中一些重要氧化还原酶的辅酶，参与降低致癌化学物质在体内的毒性作用，多吃富含维生素 B_2 的食物（如新鲜绿叶菜）可防治肝癌。叶酸缺乏是食管癌、胃癌及相关癌前病变高发的重要因素。β – 胡萝卜素在进入人体后可以转变为维生素 A，具有很强的清除氧自由基能力，保护细胞线粒体膜完整性，促进正常细胞的发育，并抑制细胞突变等。常吃富含叶酸和 β – 胡萝卜素的蔬菜（如菠菜、韭菜、油菜、芹菜和香菜等）可使胃癌、食管癌、肺癌、乳腺癌和脑肿瘤等癌症的发病率下降。微量元素硒能阻断亚硝胺在体内的生成，防止致癌物质与正常细胞内的脱氧核糖核酸结合，降低致癌因子的诱变性；此外其可增强机体免疫功能，加强机体对外来致癌因子的抵抗力。研究表明硒、碘、铁、锌、锗等在内的多种微量元素，均具有防治癌瘤的作用。

除了上述营养素外，绿色蔬菜中还含有大量的植物化合物，如叶绿素、吲哚类、甾醇类、萜类和酚类化合物等，大量研究表明，这些植物化合物具有预防肿瘤的效果，特别是肺癌、口腔癌、咽癌、喉癌、食管癌、胃癌和结直肠癌等。例如叶绿素，能大幅度减少重要致癌物黄曲霉毒素的吸收率，从而抑制黄曲霉毒素引起的多器官致癌作用。

2. 绿色蔬菜对肿瘤病人的其他益处有哪些？

食用绿色蔬菜有助于减肥和保持体重，这是由于大部分蔬菜都是低能量、高纤维并含有大量水分的食物，这不但增加了饱腹感，还可以降低总能量的摄入。吃蔬菜多的人较少会有体重增加，发展为肥胖的风险也较低，而肥胖与一些肿瘤，如结肠癌等发病率的增加是有明确关系的。

3. 提取绿色蔬菜的营养素能抗癌吗？

需要注意的是，尽管绿色蔬菜中的多种营养

素具有抗肿瘤功能，但临床研究发现，预防性的补充营养补充剂并不意味着就能降低患肿瘤风险及抗肿瘤。实际上，在几项抗氧化剂的随机对照试验中并没有发现抗氧化补充剂能减少患癌风险。事实上，服用补充剂的人群患癌风险还会增加。为了降低患癌风险，目前最好的方法是通过天然食物（如蔬菜）来摄取抗氧化剂、植物化合物，而不是寻求服用营养补充剂。

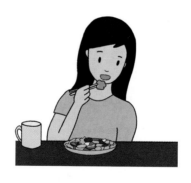

　　小结：绿色蔬菜较浅色蔬菜更富含营养素，在食物种类多样化的膳食搭配下，多选择、多食用绿色蔬菜对防治肿瘤及改善肿瘤病人的体质有一定的作用。

第八节 多吃糖会促进肿瘤细胞生长吗？

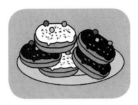

1. 为什么糖对人体那么重要？

（1）糖是人们最重要的能量来源。1 g 葡萄糖在体内完全氧化可释放 16.7 kJ（4 kcal）的能量。糖类所供给的能量是机体生命活动主要的能量来源（正常情况下占机体所需总能量的 55%~65%）。有人形象地称其为"生命的燃料"。与脂肪、蛋白质相比，由糖类转化为葡萄糖来维持血糖水平，更有利于提高人体的耐力；人的劳动强度越大，由糖类提供的能量所占比重也越大。

（2）糖类是自然界中广泛分布的一类重要的有机化合物。日常食用的蔗糖，粮食中的淀粉、植物体中的纤维素、人体血液中的葡萄糖等均属于糖类。糖类在生命活动过程中起着重要的作用，是一切生命体维持生命活动所需能量的主要来源。

植物中最重要的糖是淀粉和纤维素，动物细胞中最重要的多糖是糖原。

（3）糖是我们身体必不可少的营养素之一。人们摄入谷物、蔬果等，经过消化系统转化为单糖（如葡萄糖等）进入血液，运送到全身细胞，作为能量的来源。如果一时消耗不了，则转化为糖原储存在肝脏和肌肉中，细胞所能储存的肝糖是有限的，如果摄入的糖分过多，多余的糖将转变为脂肪。当食物的热量消耗完毕后，储存的肝糖即成为糖的正常来源，维持血糖的正常浓度。

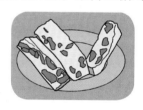

2. 揭开糖家族的面纱

糖类可分为单糖、寡糖和多糖。单糖，在许多食品中存在，蜂蜜、水果、瓜类，以及一些根类蔬菜，如甜菜、土豆、萝卜、洋葱等含有葡萄糖和果糖。食物中的双糖和多糖都是在体内被水解成单糖后被体内细胞吸收。蔗糖是一种双糖，可被分解为一分子的葡萄糖和一分子的果糖，在甜菜和甘蔗中含量丰富，平时使用的白糖、红糖都是蔗糖。

糖类是生物体合成其他化合物的基本原料，并可充当生物体的结构材料。糖类还能辅助脂肪的氧化，防止酸中毒，维持心脏和神经系统的正常功能，促进肠蠕动和消化液的分泌。

3. 糖类是身体细胞的主要能量来源

癌细胞是一群具有特殊生物学特性的细胞，它们在增殖和分化方面调控失常，即过度地繁殖和分化不良，在代谢方面也与正常细胞有极大的不同，形成其独特的代谢方式。

无限增殖的肿瘤细胞需要更多能量来驱动合成代谢和细胞分裂。正常细胞主要通过有氧氧化获得 ATP，而肿瘤细胞 50%ATP 来自糖酵解。肿瘤细胞的糖酵解能力是正常细胞的 20~30 倍。肿瘤细胞的这种代谢特点使葡萄糖成为肿瘤代谢调节治疗的重要靶点。

减少葡萄糖供给，维持血糖稳定，促进葡萄糖氧化，抑制葡萄糖酵解；提高脂肪供能比例，促进脂肪氧化，提高蛋白质供给，是肿瘤治疗的一个新方向。

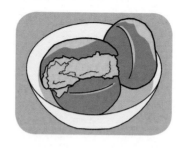

小结：人体所需的能量主要来源于糖，癌细胞对糖的摄取能力是正常细胞的 20~30 倍，糖更是癌细胞的主要能量来源之一，因此，大量食用糖类食品，无疑会加速癌细胞的生长，所以应给予合适的糖类摄入。尤其要控制添加糖的摄入量，每天 50 g 之内，最好 25 g 之内，保持血糖水平在正常范围内可降低罹癌风险。

第九节　微量元素锌会抑制肿瘤的发生发展吗？

1. 揭晓锌对人体的作用

锌是人体必需的微量元素之一，在人体生长发育、生殖遗传、免疫、内分泌等重要生理过程中起着极其重要的作用，锌含量高的有皮肤、骨骼肌、毛发、内脏、前列腺、生殖腺、指甲、眼球等，血液中含量很少，锌在体内主要是以酶的形式存在的。

锌对生长发育、免疫功能、物质代谢和生殖功能等均有重要作用。锌是人体很多金属酶的组成成分或酶激活剂，在组织呼吸和物质代谢中起很重要的作用。锌与 DNA 和 RNA、蛋白质的生物合成密切相关，能促进机体的生长发育，并可加速创伤组织的愈合；锌不但影响味觉和食欲，还与性功能有关；锌参与胰岛素的合成及功能的发挥，并影响肾上腺皮质激素；锌还具有能使细胞膜或机体膜稳定化的重要作用。

2. 吃什么食物更补锌？

锌元素主要存在于海产品、动物内脏中，如瘦肉、猪肝、鱼类、蛋黄等，其中以牡蛎含锌最为高。据化验，动物性食品含锌量普遍较多，每 100 g 动物性食品中含锌 3~5 mg，并且动物性蛋白质分解后所产生的氨基酸还能促进锌的吸收。植物性食品中锌较少，每 100 g 植物性食品中大约含锌 1 mg。植物性食品中含锌量比较高的有豆类、花生、小米、萝卜、大白菜等。

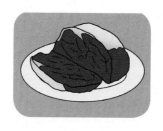

3. 锌对肿瘤的发生发展有什么作用？

大量研究发现锌缺乏与很多肿瘤的发生发展有着紧密的联系，如肺癌、肝癌、乳腺癌、膀胱癌、前列腺癌、消化道肿瘤等。人体内具有免疫功能的 T 细胞在胸腺中分化发育，人体一旦产生癌细胞，T 细胞立即发起进攻，杀伤甚至消灭它。研究表明锌能刺激胸腺发育，促使胸腺激素分泌，使 T 细胞数量增加，进而杀伤肿瘤细胞。

锌参与体内多种酶的合成，是维持生物膜完整性不可缺少的成分，对致癌物质有一定的抑制和抵抗作用；缺锌会引起组织脂质基本脂肪酸成分的改变，导致膜的损失，有利于肿瘤的发生、发展。通过对人体食管癌标本的实验证明，食管癌组织中锌含量显著低于癌症正常组织和正常人食管组织中锌含量。

缺锌成为肿瘤的重要促发因素，与其危及机

体的抗氧化防御和DNA修复机制密切相关,其可增加DNA链的突变概率,使DNA修复蛋白p53基因突变、异常表达和功能异常低下,增加氧化压力,造成氧化性DNA损害,破坏DNA的完整性,干扰异常增生组织的细胞凋亡,进而促发肿瘤。足量补锌可以修复和逆转DNA损害,维持DNA的完整性,逆转与缺锌相关性的癌前病变。

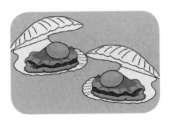

小结:锌是人体必需的微量元素之一,在肿瘤病人的饮食搭配中,尽可能多选择含锌丰富的食品,锌缺乏时给予锌补充剂,以增进食欲,提高机体免疫力,保证提高肿瘤病人的生命质量。

(骆彬 魏雨佳 苗爱文 张玲玲 闫超)

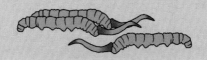

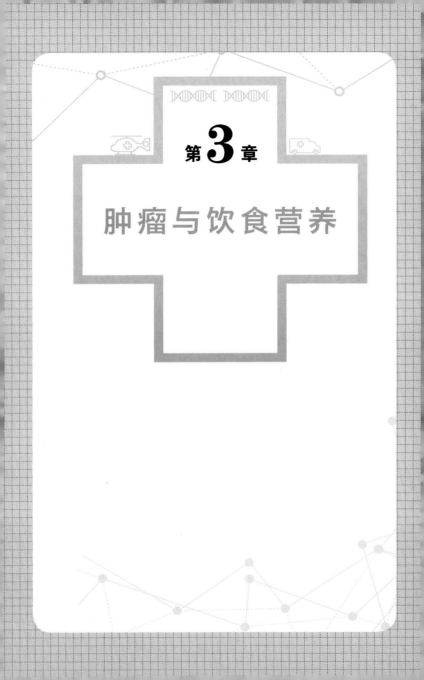

第 **3** 章

肿瘤与饮食营养

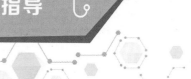

营养是我们人类维持生命、保持健康的物质基础，膳食是提供营养的重要来源，对机体的功能和状态有重要影响。肿瘤是一种与代谢及生活方式相关的疾病。研究发现，1/3 的肿瘤与日常饮食及营养有关，消化道肿瘤与饮食的关系更加密切。通过合理营养，调整饮食习惯可以预防30%~40% 的肿瘤。

大多数人认为，消瘦人群存在营养不良。其实，营养不良的概念包括营养不足与营养过剩两个方面。也就是说，消瘦的人存在营养不良，肥胖的人也存在营养不良。

营养不良与肿瘤有什么关系呢？营养不良与肿瘤的关系包括两层意义：一是营养不良的人群更容易发生肿瘤，简单地说就是过分消瘦（营养不足）、过度肥胖（营养过剩）的人群均容易发生肿瘤，其机制涉及免疫失衡、代谢紊乱等多个方面。二是肿瘤病人更容易发生营养不良，肿瘤导致的营养不良表现为营养不足，即消瘦，体重下降。其机制在于肿瘤本身的影响及抗肿瘤治疗的干扰。

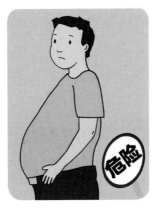

有研究显示，高达 50% 的肿瘤病人初次诊断时即存在营养不良。中国抗癌协会肿瘤营养与支持治疗专业委员会对我国 15000 余例病人的调查结果显示：住院恶性肿瘤病人的营养不良发生率高达 67%。

营养不良的肿瘤病人生存期短，往往不能耐受放疗、化疗及手术治疗的副作用，或毒副反应更多，对治疗反应敏感性降低。因此，营养不良的肿瘤病人更加需要营养支持！营养支持治疗应成为独立于手术治疗、化疗、放疗、生物治疗、姑息治疗等手段以外的一项专门治疗手段，应成为肿瘤多学科综合治疗的核心部分和肿瘤病人最基本、最必需的治疗措施。

小结：营养不良与肿瘤的关系密切，营养不良的人群更容易发生肿瘤，而肿瘤病人更容易发生营养不良。肿瘤和营养不良互为因果。一方面我们要注意防治营养不良；另一方面，有营养不良的肿瘤病人要加强营养支持。

第一节　癌症和饮食有关系吗？

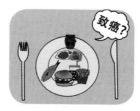

1. 癌症是吃出来的吗？

你相信吗？全世界所有癌症中大约40%是吃出来的，此话并非危言耸听。最新研究数据表明，人类的癌症80%~90%是自己招惹的，其中

30%~40%与饮食、营养因素有关，而其他则是由吸烟、酗酒、空气污染与水污染所致。食物是人体联系外界环境最直接、最大量、最经常的物质。在食物中，即存在许多保护机体的营养素和抗癌成分，也存在致癌物质和前体。

"癌"字中有3个"口"，间接说明饮食和癌症的密切关系。

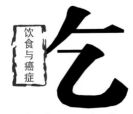

世界卫生组织（WHO）《2002年世界卫生报告》指出，大约有30%的癌症死亡源自5种主要行为和危险因素：体重超标或肥胖的高体重指数、水果和蔬菜摄入量低、缺乏运动、吸烟及酗酒。在世界范围内，水果和蔬菜摄入量过少估计造成约19%的胃肠道癌症，约31%的缺血性心脏病和11%的中风。水果和蔬菜食用量过少产生的全球负担中，约85%为心血管病，15%为癌症。

2. 能量摄入过多会引起哪些癌症呢？

美国癌症研究所与世界癌症研究基金会撰写

的《食物、营养与癌症预防》专题报告中指出，
如果能做到合理膳食、经常运动和保证正常体重，
则可以避免 30%~40% 癌症的发生。由过多地摄入
热量导致的身体肥胖是结直肠癌、食管癌、胰腺癌、
乳腺癌（绝经后）、子宫内膜癌和肾癌发生的主
要原因之一。

3. 怎样选择食物预防或减少癌症发生呢？

选择植物性食物，如蔬菜、水果、豆类和粗
加工的谷类可以减少结直肠癌、食管癌发生的风
险；每天吃至少 400 g 不同种类的非淀粉蔬菜和水
果，可以减少口腔癌、咽癌、喉癌、食管癌、肺
癌和胃癌等的风险；淀粉类蔬菜是指含淀粉较多
的蔬菜，如土豆、红薯、芋头、藕、山药等。

4. 什么食物更容易致癌呢？

红肉和加工的肉制品是导致结直肠癌的原因，
因此如果吃肉，红肉的摄取量每天应低于 80 g；
而加工的肉制品则应尽量避免；少吃腌制食物，
减少烹调用盐，可以减少胃癌发生的风险；避免
发霉的谷物和豆类，这种食物易污染上霉菌毒素，
而霉菌毒素是肝癌发生的充分原因；含酒精饮料
是口腔癌、咽喉癌、食管癌、结直肠癌、肝癌和

乳腺癌发生的原因之一，如果饮酒，男性每天不超过 25 g，女性不超过 15 g。

5. 怎样膳食搭配可减少癌症发生呢？

尽量做到食物多样，平衡膳食，避免摄入高能量密度的食物，避免含糖饮料，目的是控制体重；不吃烧焦的食物，少吃在明火上直接烧烤的肉和鱼，少吃熏肉；用较低的温度烹调肉和鱼。少吃腌制食物，减少烹调用盐，可以减少胃癌发生的风险；避免发霉的谷物和豆类，可以减少肝癌发生，如能遵循上述建议，一般无须服用膳食补充剂，服用膳食补充剂对减少患癌危险并无帮助。

小结：癌症和饮食密切有关。在日常膳食搭配中遵循食物多样，平衡膳食，多选择可以预防或减少癌症发生的食物，避免或减少容易致癌的食物，可以预防多种癌症的发生，从而提高人们的生活质量。

第二节　哪些饮食营养因素更防癌？

恶性肿瘤是人类健康的一大杀手，而研究显示，肿瘤发病主要是外在因素引起的，基因因素只占 5%~10%，如果注意生活习惯，癌症是可以预防的。

导致肿瘤发病的外在因素有酒精、肥胖、感染、饮食、吸烟等，其中饮食因素位居"高位"，占 1/3 以上。下面，我们就从柴、米、油、盐、酒等方面谈谈营养饮食对癌症的影响吧！

1. 怎样烹调加工食物更防癌？

烹调食物的方式很多，推荐用汆、炖、蒸、烩、煮、凉拌，不推荐用明火烧烤、油煎、油炸、油焖等方式。因为明火烧烤、油煎、油炸更容易产生致癌物质。

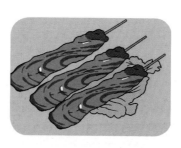

2. 怎样食用油脂更防癌？

随着现代人民生活水平的提高，脂肪又是美味的创造者，人们很容易进食过多的油脂。认识脂肪，科学选择脂肪对防癌是至关重要的。脂肪包括固态脂肪和液态脂肪。固态脂肪一般来源于动物，液态脂肪一般来源于植物。不同的脂肪其脂肪酸的构成是不同的，对癌症的发生发展影响也是不一样的。我们可以采用以下更为健康的方式选择食用油：水生动物油如鱼油好于陆生动物油如猪油；植物油好于动物油；乔木油好于灌木油；多年生植物油如茶油好于一年生植物油如麻油。培养清淡饮食习惯，少吃高盐和油炸食品。每天烹调油 25~30 g。

众所周知，富含 ω-3 脂肪酸的鱼、胡桃等食品可以降低心血管疾病的风险与发病率，从而整体上也可降低肿瘤病人的死亡风险。另外，红肉可以增加多种肿瘤的发病率，而白肉则有利于预防肿瘤。减少红肉的摄入也是近年来常被提及的防癌措施。

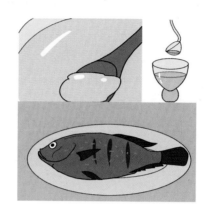

3. 口味重了对防癌有影响吗？

研究表明，盐的摄入量越多，胃癌的发病率就越高。盐分能促进体液在体内流动，但摄入过多会引发高血压、冠心病、中风等疾病，甚至可能引发胃癌。

亚洲人对盐的摄入量都普遍偏大，其中韩国人最"咸"，接下来是日本人和中国人，所以韩国的胃癌发病率也是全世界第一。亚洲人普遍喜欢吃盐，所以当全世界胃癌的发病率都在下降的时候，亚洲有些地方还在增高。

饮食偏清淡为好，少吃腌制食品。腌制食品中含有大量的盐分，吃得越多，胃癌的发病风险就越高。中国营养学会推荐每人每天食盐量不超过 6 g。膳食钠的来源除食盐外还包括酱油、咸菜、味精等高钠食品，及含钠的加工食品等。应从幼年就养成少盐膳食的习惯。5 mL 酱油相当于 1 g 盐。一个啤酒瓶子盖装满 5~6 g 盐。

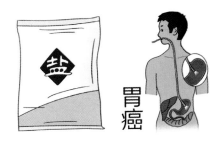

4. 肿瘤病人喝酒好不好？

"肿瘤病人可以喝酒，但要看是什么肿瘤。"肿瘤营养专家石汉平说，如果是头颈部肿瘤（如咽癌、口腔癌、食管癌），那一定要杜绝饮酒，因为酒对头颈部肿瘤病人的影响具有直接的负面作用。石汉平说，少量饮酒有助于改善心血管疾病，对没有严重心血管疾病的肿瘤病人，可以少量饮酒；有心血管疾病的患者，尽量不要饮酒。中国营养学会建议，儿童少年、孕妇、乳母不应饮酒。成人如饮酒，成年男性每天酒精量不要超过 25 g，女性不要超过 15 g。

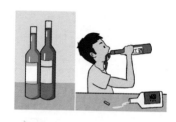

小结：健康的食物还需科学的烹调方法才能加工成色、香、味、形、营养都具有的健康美食，我们还要养成良好的生活习惯，戒烟限酒，远离高脂肪、高盐食品，吃温度适宜的食品，防治癌症。

第三节　什么食物含有丰富的防癌成分？

流行病学和大量实验动物研究表明，食物中的多种营养成分能够阻止、延缓癌症的发生或使癌前病变逆转，从而减少癌症的发生。目前，国际国内公认具有防癌抗癌成分的蔬菜、水果包括：红薯、芦笋、卷心菜、花菜、芹菜、茄子、甜菜、胡萝卜、荠菜、金针菇、雪里蕻、大白菜、木瓜、草莓、橘子、柑子、猕猴桃、芒果、杏、柿子、番茄和西瓜。下面就介绍 10 种具有防癌抗癌成分的食物吧！

1. 胡萝卜的防癌成分是什么呢？

研究发现，胡萝卜含有的胡萝卜素在体内可转化为维生素 A，维生素 A 有防癌抗癌作用。胡萝卜还含有较多的叶酸，而叶酸亦有抗癌的作用。所含有的木质素能提高机体免疫力，从而间接地抑制或消灭体内的致癌物质和癌细胞。此外，胡萝卜中的钼也可以防癌抗癌。所以，常吃胡萝卜能降低癌症发生风险。

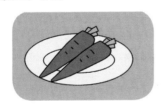

2. 花菜的防癌成分是什么呢？

花菜又称花椰菜、椰花菜、花甘蓝、洋花菜、球花甘蓝、菜花。

花菜的防癌成分首先在于其中含有一种叫吲哚的物质，它能降低人体内雌性激素水平，常吃对预防乳腺癌有积极的作用；而吲哚类衍生物，可抵抗苯并芘等致癌物质的毒性。花菜中含有一种酶类物质——萝卜子素，能使致癌物失活，可减少胃肠道及呼吸道癌的发生。此外，花菜中含有较多的纤维素、维生素 C、胡萝卜素、微量元素等，它们均有防癌作用。

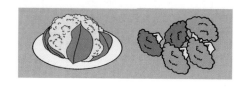

3. 菇类的防癌成分是什么呢？

香菇中含有一种 β–葡萄糖苷酶的物质，可增强机体的抗癌作用；含有干扰素的诱导剂双链核糖核酸，能够抑制癌细胞增殖。日本的一项实验证明，香菇中的多糖体对多种恶性肿瘤如白血病、食管癌、胃癌、肠癌、肺癌、肝癌等都有一定的食疗作用。

金针菇茎内有一种蛋白，它可以刺激宫颈癌病人体内的天然抗癌机制，从而使病人依靠自身免疫力来对抗癌细胞。松口蘑含有 10 余种有效的抗癌成分，其中松茸多糖是目前所知最强的辅助性 T 淋巴细胞的刺激剂，它能有效抑制癌细胞的生长，具有强烈的抗辐射、抗肿瘤活性、抗放射性物质伤害机体细胞和抑制肿瘤细胞增殖的作用，并能吸收、排泄致癌物质，阻止化学物质、放射线和病毒致癌。

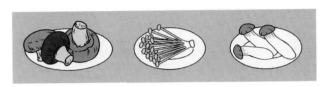

4. 红薯的防癌成分是什么呢？

有研究发现，红薯中含有抑制癌细胞生长的抗癌物质，名为糖脂；红薯中还有一种活性物质叫脱氧异雄固酮，它可以抑制和杀灭癌细胞，并且能使衰弱的免疫系统重新振作，防治乳腺癌和结肠癌。

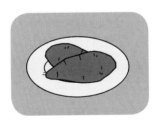

5. 葡萄的防癌成分是什么呢？

葡萄具有较强的抗癌性能，因为它含有的白藜芦醇可以防止健康细胞癌变，并能抑制已恶变细胞扩散。在包括葡萄、桑树和花生在内的70多种植物中都发现了白藜芦醇。不过，以葡萄以及葡萄制品中的白藜芦醇含量最高。所有的葡萄酒中都含有一定量的白藜芦醇，含量最高的是红葡萄酒，因此经常适量饮用红葡萄酒有一定的防癌作用。

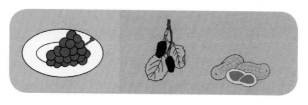

6. 柚、柑橘的防癌成分是什么呢？

柚、柑橘含有丰富的苷类物质、维生素、矿物质、类胰岛素成分、膳食纤维等营养素，对增强体质有一定的作用，柚皮含有丰富的黄酮类化合物、天然色素、膳食纤维、柠檬苦素、香精油等。经现代医学研究表明，其提取物有多种生理活性，包括抗氧化、提高免疫力、抗肿瘤等。柑橘中存在着一种抗癌作用很强的苷类物质，可抑制癌细胞的生成和生长，对预防癌症发生和发展有一定好处。

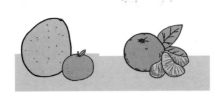

7. 菌藻类的防癌成分是什么呢？

海带、紫菜、裙带菜等海藻类都含有丰富的多糖类物质，具有一定的抗癌作用。海藻内含有多种微量元素，尤其碘的含量尤其丰富，对预防癌症有一定的作用。

海带中除含有蛋白质、脂肪、矿物质等多种营养素外，还有丰富的膳食纤维，其能有选择性地滤除锶、镉等重金属致癌物，同时，可以吸收水分，增加大便重量，促进肠蠕动，促使体内某些致癌物的排泄，有助于防癌保健。

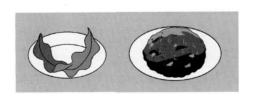

8. 芦笋的防癌成分是什么呢？

芦笋含有多种抗癌营养成分。首先，它富含一种能有效抑制癌细胞生长的组织蛋白；其次，芦笋中大量的叶酸、核酸、硒和天门冬酰胺酶，能很好地抑制癌细胞生长，防止癌细胞扩散；再次，也是最重要的一点，即芦笋提取物既可以直接杀灭癌细胞，对正常细胞又没有副作用。

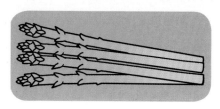

9. 番茄的防癌成分是什么呢？

番茄中含丰富的番茄红素，具有独特的抗氧化能力，能清除自由基，保护细胞，使脱氧核糖核酸及基因免遭破坏，阻止癌变进程。其细胞素的分泌，能激活淋巴细胞对癌症细胞的溶解作用。番茄除了对前列腺癌有预防作用外，还能有效减少胰腺癌、直肠癌、喉癌、口腔癌、肺癌、乳腺癌等的发病危险。

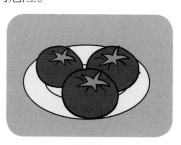

10. 豆制品的防癌成分是什么呢？

黄豆中含有丰富的黄酮质物质，这是具有类雌激素作用的植物化学物，在体内起到双向调节的作用。如更年期前后的妇女经常食用黄豆，能对雌激素的分泌有良好的调节作用，从而减轻更年期症状，也能调节乳腺对雌激素的反应，使乳腺组织不易发生异常改变，具有预防乳腺癌的作用。另外，黄豆中含有丰富的多种微量元素，如钴、硒、钼等，常食豆浆和豆腐等制品，也能明显降低患结肠癌和直肠癌的危险。

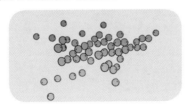

小结：某些食物确实含有一些抗癌成分，常吃能降低某种癌症的发生率，对身体有益。但是，提醒大家，它们只是一种辅助治疗或预防的方法，绝对不能把它们当作抗癌药物一样来食用。在日常生活中，可以适量选择具有防癌抗癌成分的食物，但是一定要遵循平衡膳食的原则，不可顾此失彼。

第四节　食品添加剂会致癌吗？

添加剂会致癌？哪些食品不含添加剂？我们还能吃什么？这样的疑问困惑了无数人，毕竟健康最重要，而且网上还曾盛传"10种食品添加剂会致癌"，"雪糕中的食品添加剂会致癌"，说得有板有眼的，让人把心都提起来了。那么，真相究竟怎样？食品中的添加剂会致癌吗？

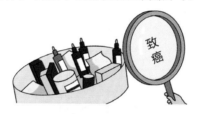

1. 添加剂与致癌物的区别是什么？

要揭开添加剂是否会致癌的真相，首先必须说清楚两件事：添加剂是什么？致癌物又是什么？

（1）食品添加剂是什么呢？

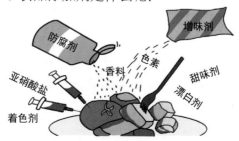

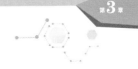

世界各国对食品添加剂的定义不尽相同，联合国粮农组织（FAO）和世界卫生组织（WHO）联合食品法规委员会对食品添加剂定义为：食品添加剂是有意识地一般以少量添加于食品，以改善食品的外观、风味和组织结构或储存性质的非营养物质。按照这一定义，以增强食品营养成分为目的的食品强化剂不应该包括在食品添加剂范围内。

食品添加剂有相应的国家标准，不仅规定了食品添加剂的允许使用品种、使用范围以及最大使用量或残留量，也对其使用时应符合的基本要求和可使用的条件作出了规定，同时还明确其应当符合相应的质量规格要求等。简单地说，食品中的食品添加剂不是想添就能添、想加多少就能加多少的。

食品添加剂具有以下3个特征：一是加入到食品中的物质，它一般不单独作为食品来食用；二是既包括人工合成的物质，也包括天然物质；三是加入到食品中的目的是为改善食品品质和色、香、味以及防腐、保鲜和加工工艺的需要。

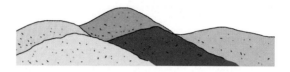

食品添加剂≠违法添加物

（2）致癌物又是什么？

一般我们所说的"癌症"就是指所有的恶性肿瘤。虽然目前对癌症的病因尚不明确，但比较一致的意见是既有外界因素也有内在因素，其中环境与行为对人类恶性肿瘤的发生有重要影响。所以，严格意义上致癌物只是致癌的外部因素，大致可以分为化学致癌物、物理致癌物、生物致癌物和食物致癌物。

说到食物致癌物，当然不是指所有食品都可能成为致癌物。食物除了先天含有致癌物，比如槟榔中含有一种生物碱，经常嚼食会导致口腔黏膜纤维化等，导致一定比例的人群发生癌症的可能性增大外，后天成为致癌物都是有条件的，主要是通过以下几种途径：①食物发生霉变，如出现黄曲霉毒素，它能导致肝癌。②食物烹饪造成，当食品在烟熏和烘烤过程中发生炭化现象时，会生成致癌物苯并芘等。③食物农药残留，会增加致癌的风险。④在食品中人为添加致癌物，如用甲醛溶液浸泡水发水产品等。

2. 添加剂是不是致癌物呢？

（1）食品添加剂不是致癌物：任何物质在被批准列入食品添加剂国标前，都要按照我国食品安全性评价系统经过非常严格的安全性评估，如急性毒性试验、遗传毒性试验、致畸试验，以及亚慢性毒性试验、慢性毒性试验、致癌试验等。这些工作都是建立在严谨的科学基础上，以确保食品安全。

有人会说，亚硝酸盐不是致癌物吗？它不也是食品添加剂？亚硝酸盐和硝酸盐（包括硝酸钠和硝酸钾）确实是食品添加剂，被作为护色剂、防腐剂使用，但亚硝酸盐本身不是致癌物质，它的衍生物亚硝胺才是有可能致癌的物质。这是其一。

其二，世界卫生组织下属的国际癌症研究机构（IARC）确认硝酸盐及亚硝酸盐（在可引起蛋白质亚硝化条件下）为2A类：可能对人体致癌，即认为这种物质对人体致癌的可能性较高，在动物实验中发现有致癌性证据，对人体虽有理论上的致癌性，因此，没有把它直接确认为对人类致癌的 1 类。

其三，世界食品卫生科学委员会曾在 1992 年发布过人体安全摄入亚硝酸钠的标准为每千克体重 0~0.1 mg，按此标准使用，对人体不会造成危害。而这也是基于"剂量决定毒性"这一原理所得出的结论。鉴于亚硝酸盐的独特作用和安全使用界限，也是我国和世界许多国家都把它作为食品添加剂来严格控制使用，没有绝对禁止的原因所在。

结合民众的膳食习惯等因素，我国食品添加剂的使用标准中把硝酸钠、硝酸钾和亚硝酸盐、硝酸盐的使用范围严格限定在腌腊肉制品、熟肉制品等有限的几类肉制品中，规定每千克相关产品中最大使用量分别为 0.5 g 和 0.15 g，亚硝酸钠残留量必须 ≤ 70 mg，以确保其使用安全。

随着科技发展和认知水平的提高，一旦发现有食品添加剂存在致癌性和其他危及大众健康的情况出现，职能部门也将依照相关规定调整食品添加剂名录，保障食品安全。

由此可见，食品添加剂按规定使用不仅安全不会致癌，它们中的许多品种还对人体有益。而滥用食品添加剂，超量、超范围、不科学使用食品添加剂才会损害人体健康，影响生产秩序。

（2）其他添加剂也不能简单等同于致癌物：有人会想，都说三聚氰胺、苏丹红、甲醛之类加在食品中不安全，它们不也是添加剂？它们总是致癌物吧？

首先，添加剂不等于食品添加剂。像三聚氰胺，它是涂料添加剂，在涂料中作为甲醛吸收剂，它也是水泥添加剂，可作为高效减水剂等。苏丹红是一类合成型偶氮染料，其品种主要包括苏丹红Ⅰ号、Ⅱ号、Ⅲ号和Ⅳ号，主要用于溶剂、油、蜡、汽油增色以及鞋和地板的增光等。甲醛更是一种用途非常广泛的化工产品。它们都不是食品添加剂，用在食品里被称为"非法添加物"，属于非食用物质。

其次，不能把有害物质笼统地扣上致癌物的帽子。IARC经过综合评价将致癌因素进行过分类，具体分为：1类，对人类致癌；2A类，对人体致癌的可能性较高；2B类，对人体致癌的可能性较低；3类，尚不能确定其是否对人体致癌；4类，对人体可能没有致癌性。

目前 IARC 根据文献及研究报道已对 900 余种物质、混合物和接触场合做出了归类。其中：1类有苯并芘、甲醛、在酒精饮料中的乙醇等约 113种；2A 类有丙烯酰胺、联苯胺、基于联苯胺的染料等约 66 种；2B 类、3 类、4 类分别约有 285 种、505 种和 1 种。

因此，应科学而理性地看待致癌物。添加剂不应拘泥于致癌物。

致癌物确实摧残了无数人的健康，但其他有害物也在到处肆虐，它们无时不刻不在摧残着人们的身心健康，其中也包括各种各样的添加剂。无论三聚氰胺、苏丹红、吊白块、甲醛这些物质属于何种添加剂，是否是致癌物，有一点是肯定的，不属于食品添加剂的物质是不能随意添加在食品中的，把它们添加在食品中既是违法行为，也会对人体健康带来诸多确定或不确定的伤害和影响。

即使是食品添加剂，虽然它们对促进食品工业，对提高人们的生活品质发挥着不可或缺的作用，但如果被滥用，被肆无忌惮地超量、超范围、不科学使用，依然会走向反面，成为祸害人们健康的恶魔。

　　各种被冠以食品添加剂名目的非食用物质，往往使用各种造假手法运用于食品加工。食品添加剂也同样存在着大量违规滥用的迷人花样，消费者亟须擦亮双眼，增强防范意识，切不可继续混淆添加剂和食品添加剂，混淆滥用食品添加剂和使用非法添加物的界限。

　　而正确对待添加剂的态度，则不应纠结于食品中到底含不含食品添加剂，添加剂会不会致癌，有没有添加，而是有没有超标、违规及不科学使用。

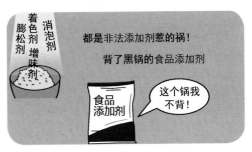

都是非法添加剂惹的祸！

背了黑锅的食品添加剂

食品添加剂

这个锅我不背！

　　小结：食品添加剂是允许在食品加工过程中添加的物质，国家有一定的添加标准，因此，对我们人体的健康而言，它的摄入量是至关重要的，在规定量范围内食用不会有害人体健康。与此同时，我们更要认清非法添加剂的真面孔。

第五节　食品加工方式与癌症有关系吗？

为了适应人们的饮食习惯和嗜好，满足某些特殊要求，将不同的食品原料经过多种不同的加工处理和调配，制成形态、色泽、风味、质地以及营养价值等各不相同的加工食品的过程，称为食品加工。食品加工可改善和提高食品的营养价值，亦可造成食品营养素的损失。可见食品加工是把双刃剑。

1. 合理的食品加工有哪些好处呢？

合理的食品加工除可使食品变得更美味可口，适应人们不同的饮食习惯和嗜好，促进食欲之外，还可进一步改善和提高食品的营养价值。例如：食品的热加工，可使食品变得易于消化吸收，提高食品的营养价值。热加工即可杀灭微生物和钝化引起食品败坏的酶，相对地保存了食品中的营养素，因而提高了食品的营养价值。此外，还可破坏和消除食品中的胰蛋白酶抑制剂、抗营养素、抗代谢物、植物红细胞凝集素等严重影响食品营养价值的因子，从而大大提高食品的营养价值。

如对玉米进行碱处理加热时可使机体不可利用的结合型烟酸变成可利用的游离型烟酸；发芽和发酵可增加食物维生素的含量。另外，食物加工可以尽量剔除食物中不可食部分，适当添加糖、脂等高能量营养素，以增加食物可食性比例和提高其可利用的食物能量，因而可提高食物的营养价值，食品的营养强化。

2. 食品的加工不当有哪些危害呢？

不仅造成营养素的损失，还会形成有毒害的化合物，甚至引起致癌物的形成，造成食物浪费。在高蛋白食物加工中，不当的加工会使蛋白质分解，使蛋白质营养价值大大下降，甚至会生成有毒的赖丙氨酸（碱处理下异构化而生成）以及杂环胺类化合物（富含蛋白质的鱼肉在高温烹调时易产生）；多环芳烃（烟熏肉、肉制品）。反复高温油炸食物中，除使油中必需脂肪酸损失殆尽外，还可使油脂受到严重的氧化和热降解、聚合作用，造成油脂的酸败变质，甚至产生有毒物质。而油炸食品则因受到油脂氧化产物等的作用，有如形成氧化脂蛋白而使其营养价值下降，高氧化油脂对人体是有害的。脂类氧化产物还可破坏赖氨酸和含硫氨酸。

热加工（高于135℃）糖类发生焦糖化反应，生成焦糖等褐色物质，失去营养价值。

3. 食物中的致癌物怎么来的？

食物中的致癌物更多来自加工和储存不当。像腌制蔬菜中容易产生致癌的亚硝胺；反复高温油炸的老油条，就可能会产生致癌物苯并芘和丙烯酰胺。因此在日常饮食中，应该尽可能少吃油炸和腌制食品，以及过期食品；少喝酒、不吸烟。

小结：健康的食物，还要有合理的烹调方式，才能充分发挥食物的营养价值，远离不当的烹调加工，可避免食物营养素的过度丢失和有害物质对健康的损害。因此，选择正确的烹调加工方式，对预防肿瘤的发生发展也是至关重要的。

第六节　食品中的安全隐患对癌症的发生发展有影响吗？

有研究表明，很多癌症的死亡原因主要是由饮食不当造成的。饮食中动物脂肪（以饱和脂肪为主）过多、蔬菜水果过少、某些食物过多等是最主要的致癌因素。那么我们的饮食有哪些致癌的因素呢？

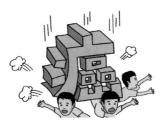

1. 食物中的农药残留会致癌吗？

常见农药有有机磷、有机氯和氨基甲酸酯类杀虫剂等。有机氯农药主要有滴滴涕，其致癌性比较肯定，并已被证实可在人体内蓄积。所以，我国及大部分国家已禁止使用。因此，选择安全食品，并采用合理的加工方式，以远离农药残留。

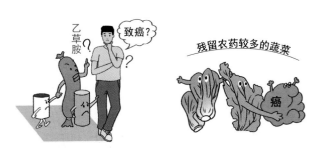

2. 食物中含有的有害金属会致癌吗？

主要来自空气污染、水污染、土壤污染、食品加工过程污染的铅、砷、镉3种金属元素可能对人体有致癌作用，是食品中最难控制的一类环境污染物。另外还有，加工不合格的松花蛋可能含有铅，可见，选择合格食品也是至关重要的。

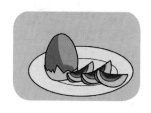

3. 食物的外包装和容器含有致癌物吗？

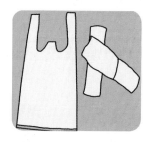

日常生活中，氯乙烯主要来自包装食品的塑料袋。聚氯乙烯因含有未聚合的单体就是氯乙烯和添加剂而具有一定毒性，不应该用于包装食品，国家亦有规定限制其使用，但在农贸市场仍然大

量使用该种塑料包装食品。尤其不能用于包装那些高温直接食用的食物。

4. 食物中的硝酸盐和亚硝酸盐会致癌吗?

硝酸盐和亚硝酸盐作为一种发色剂,常以混合盐的形式加入肉类制品中,如各种火腿肠、午餐肉。亚硝酸盐在体内可以转变成亚硝胺,后者是比较明确的致癌物质,另外,不新鲜的绿叶蔬菜和隔夜菜在细菌作用下,也会产生大量的亚硝酸盐。

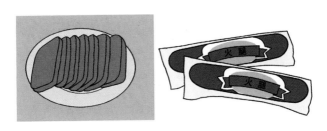

小结:食物的农药残留,来自空气污染、水污染、土壤污染、食品加工过程污染的铅、砷、镉3种金属元素,劣质的食物包装容器以及硝酸盐和亚硝酸盐等,都是导致癌症的主要危险因素。我们要擦亮眼睛,学会挑选、加工、储存和食用食物。

第七节　肿瘤病人需要忌口和大补吗?

1. 得了肿瘤需要忌口吗?

"盲目忌口，偏信偏食"是肿瘤病人的一个常见营养误区。有人认为"鱼、肉、蛋、鸡、鸭、鹅"等是发物，会加快肿瘤生长，因此，不能吃。实际上，上述动物肉、蛋都是优质蛋白质的主要来源，比植物蛋白质更加全面、均衡。有研究发现：提高饮食中的蛋白质比例会明显提高肿瘤病人的体能及生活质量，延长生存时间。因此，肿瘤病人首先应该增加蛋白质摄入，其次才是选择什么蛋白质的问题。完全素食不利于肿瘤病人，荤素搭配才是最佳选择。增加植物蛋白质（大豆），提高白肉（鱼虾、鸡鸭鹅）比例，减少红肉（猪牛羊）摄入。

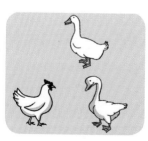

2. 得了肿瘤需要大补吗？

许多癌症病人，过度滋补，迷信"补品"，轻视营养素。由于营养知识不足，或者由于商业操作，肿瘤病人往往迷信"冬虫夏草、燕窝、人参、灵芝"等贵重补品，而忽视特殊医学用途配方食品。在某种意义上，几万元钱贵重补品的营养价值不会好于几十元钱的肠内营养剂。因为只有在满足基本营养的基础上再加用补品，才能锦上添花。如果不吃饭只吃补品是万万不可的。所以，日常饮食不足的肿瘤病人，应该首先到医院营养门诊咨询，接受营养师指导。

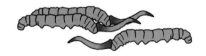

小结：得了癌症也要从容地对待自己和疾病，不要盲目进补，也不要盲目忌口。世上没有不好的食物，只有不好的吃法，调整丰富的一日三餐，这是人生存的基本，再根据自己的身体状况适当地进补。

第八节　肿瘤病人怎么吃更健康呢？

在一项网络调查中显示：65.12% 的网友认为"多吃抗癌食物能防癌"。的确，近年来，从五谷杂粮、蔬菜水果到山珍海味，不时都会曝出某种食物经科研发现含有特殊的"抗癌成分"，成为抗癌食物。西蓝花、大蒜、猕猴桃……这些都声称含有"抗癌成分"的食物，吃多了真能防癌抗癌吗？其实这些抗癌食物是健康食物，适量食用对身体有一定好处，但寄望于多吃某些食物能预防癌症的想法是不科学的。

从严格意义上讲，某些食物只是能延缓发病或有助于身体正气生成，而非真的有多强大的抗癌作用。饮食防癌，"怎么吃"比"吃什么"更重要。所以，日常若能把握好"量"，特别是对所谓的"好东西"莫太过偏食，做到膳食平衡比把注意力放在吃什么来防癌更靠谱。

1. 多吃抗癌食物就能防癌吗？

从严格意义上讲，所谓的防癌抗癌食物的提法不甚恰当，应该提有助于防癌抗癌食物较为贴切，这类食物至多只是能延缓发病或有助于身体正气生成的食物。虽然越来越多的科研发现某些食物含有某类抗癌成分，但因此将之直接称为抗癌食物，甚至寄望食用它后能帮助人体防癌抗癌，这种做法并不确切。因为，目前有些实验只是从某种食物中提取到抗癌成分，或是通过动物实验发现了一定的抗癌效果，但各类操作基本都是在比较理想化、少干扰的实验室环境中完成的。而人体内部的代谢环境相当复杂，用在人身上这些结论未必能同样成立。况且癌症发生是多因素参与的复杂过程，寄望单吃某些食物抗癌不靠谱。至少，目前还没有足够的证据说明吃哪一种食物就能有效起到防癌抗癌作用。

2. 长期偏吃抗癌食物有好处吗？

当然，适当食用现在所提倡的健康食品是有道理的。但有些人为了防病长期固定只吃个别所谓的健康食物造成偏食，其实这也是一种不合理的饮食习惯。癌症是生命历程中多种危险因素积累造成的，长期偏吃某些所谓的抗癌食物，也会增加某种危险积累。

有研究发现，40% 的肿瘤发病与不合理的饮食习惯和生活方式有关，而饮食习惯不仅是指吃什么，更重要的是怎么吃。健康食品的确很好，但腌制类、烧烤类、熏制类的食物，只要生产合格也不必视为"毒物"，更不用贴上"致癌物"的标签，走向另一极端。

饮食与癌症的关系，更重要的是把握好一个度，尽量做到膳食平衡才是防病的关键，这比把注意力放在多吃什么明星抗癌食物更靠谱。

3. 怎么吃可以减少肿瘤发生呢？

中国居民平衡膳食宝塔（2016）

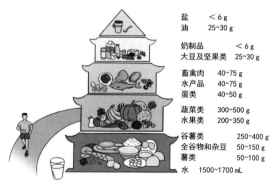

盐	＜6 g
油	25~30 g
奶制品	＜6 g
大豆及坚果类	25~30 g
畜禽肉	40~75 g
水产品	40~75 g
蛋类	40~50 g
蔬菜类	300~500 g
水果类	200~350 g
谷薯类	250~400 g
全谷物和杂豆	50~150 g
薯类	50~100 g
水	1500~1700 mL

从饮食防癌的角度来看，"怎么吃"比"吃什么"更重要，尤其膳食中蛋白质含量过低、过高都致癌。因此学会如何"科学地吃"，做到膳食平衡来防癌会更有效。以下的膳食宝塔，就是中国营养学会推荐的健康成年人每人每天应该进食的食物种

类和数量。但它并不是防癌宝塔。

小结：癌症的发生发展是多因素的，没有哪种食物就能绝对抗癌，只是某种食物对癌症病人有益处。在饮食营养的过程中，合理膳食中的"怎么吃"比"吃什么"更重要，平衡膳食是基础保障。

（肖凤仙）

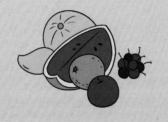

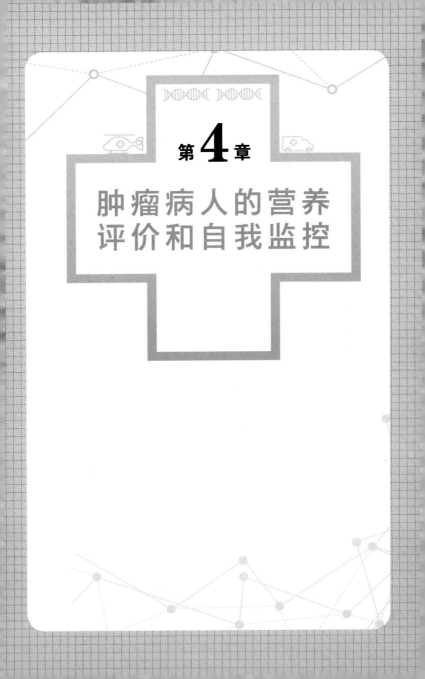

第 **4** 章

肿瘤病人的营养评价和自我监控

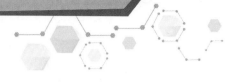

第一节　营养不良意味着什么呢？

营养不良是一种营养状况的评价结果，由于蛋白质和能量长期摄入不足所引起的营养缺乏症状，主要表现为进行性消瘦，体重减轻或水肿，低蛋白血症，病人各项人体测量指标均低于正常，骨骼肌和内脏蛋白质下降，内源脂肪与蛋白质储备空虚，严重影响心脏、肝脏、肾脏等器官功能，感染与其他并发症的发生率高，预后不良。营养不良发生于多数肿瘤病人，是肿瘤病人死亡的主要原因之一。50% 的肿瘤病人在诊治时体重下降超过 10%。而胃癌、食管癌、胰腺癌和头颈部肿瘤病人更易发生肿瘤相关性营养不良。恶病质是肿瘤相关性营养不良的特殊形式，经常发生于进展性肿瘤的病人，以短期内体重下降、脂肪和肌肉进行性消耗为特征。这种复杂的多因素综合征同代谢异常、味觉改变、食欲减退、摄入减少、早期饱胀感、水肿、乏力、免疫功能低下有关。营养不良严重影响肿瘤病人的生存质量和抗肿瘤治疗效果，影响病人预后和总体生存期。

小结：恶性肿瘤病人容易发生营养不良，严重影响肿瘤病人的生存质量和抗肿瘤治疗效果，影响病人预后和总体生存期，是肿瘤病人死亡的主要原因之一。

第二节　肿瘤病人为什么更容易发生营养不良呢？

肿瘤相关性营养不良通过一系列机制发生，包括肿瘤本身的因素，以及抗肿瘤治疗的负面作用。这些机制导致食欲减退、吸收和营养代谢改变，以及器官功能损害。味觉改变经常在进展期肿瘤病人以及抗肿瘤治疗过程中发生。味觉改变和食欲减退同肿瘤病人恶病质相关。心理因素如恐惧、压抑、焦虑不仅影响病人的生活质量和体力状况，同时也影响食欲和食物摄入。疼痛和止痛治疗可影响食欲和引起消化道腐蚀。因此，有效的症状控制可增加食欲，改善病人的营养状况，降低肿瘤相关性营养不良的发生。

肿瘤病人由于食欲减退、味觉改变、疼痛、心理及自身代谢的改变，常常会出现营养不良。有效的症状控制可增加食欲，改善病人的营养状况，降低肿瘤相关性营养不良的发生。

1. 肿瘤本身对营养不良的影响

（1）肿瘤对全身和局部营养状况的影响：肿瘤对全身的影响可引起食欲减退、恶心、呕吐、疼痛、味觉嗅觉的改变和恶病质的发生。肿瘤对局部营养状况的影响因肿瘤部位而异，消化道肿瘤易导致消化吸收不良、腹胀甚至梗阻。咽喉部和食管肿瘤可引起吞咽困难和吞咽疼痛。胃癌和肠癌则可引起部分或完全性消化道梗阻或出血，导致腹痛、腹胀、失血的发生，影响病人机体的营养状况。

（2）肿瘤引起的代谢异常：除了食物摄入减少是肿瘤病人营养状况下降的普遍因素之外，静息状态下的能量消耗（REE）的改变和代谢紊乱也很重要。REE 同肿瘤病人的消瘦密切相关。约

60% 的肿瘤病人表现为 REE 异常，其中降低者约33%，升高者约 26%。REE 在进展期肿瘤病人中升高，而总体能量消耗因体力活动减少而发生变化。肿瘤病人的代谢异常包括影响三大营养物质代谢的改变。代谢亢进是最普遍的形式。肿瘤生长需要消耗大量的葡萄糖、脂肪酸和氨基酸等营养以分裂生长，因而造成巨大的营养需求。营养物质在宿主和肿瘤之间的竞争也使肿瘤病人处于饥饿状态，促进了代谢紊乱，增加代谢率，增加REE 和能量的无效利用。能量消耗增加和低效率的能量利用常被认为是肿瘤病人机体营养不良的重要原因。

（3）肿瘤引起的潜在介质的异常：肿瘤在发生发展过程中，机体会分泌一些潜在介质如急性期蛋白和促炎症因子等。急性期蛋白应答同代谢亢进和去脂肪体重减少有关，加速消瘦，减少生存期。促炎症因子在肿瘤介导的恶病质、骨骼肌萎缩和急性期蛋白应答的调节中起作用。

2. 治疗模式对营养不良的影响

抗肿瘤治疗在治疗肿瘤的同时，不可避免地对机体营养状况产生影响。治疗的不良反应可能加重病人的恶病质，使病人发生更严重的营养缺乏。

手术本身会导致营养需求增加，但食物摄入减少。当手术涉及口腔、食管或胃肠道时，这种影响是持久的，极易发生营养状况的下降。此外，50%接受胃肠道手术的病人味觉和嗅觉的短暂缺失，大约在半年或1年内恢复。在口腔、唾液腺或嗅觉神经的外科治疗也能降低味觉灵敏度而减少食物摄入，导致营养状况下降。

化疗对营养状况最普遍的影响是食欲减退、味觉嗅觉改变、厌食、恶心、呕吐、黏膜炎、便秘、腹泻和早期饱胀感。化疗可以导致异常的胃肠痉挛、胀气、麻痹性肠梗阻。化疗还可损伤小肠黏膜，导致吸收不良和腹泻。化疗后，病人可能自诉食物感觉异常导致厌食，食物摄入减少，继而引起代谢异常，如高血糖症、高钙血症、微量元素缺乏。

放疗对营养状况的影响主要同放射区域、放射类型、放射剂量及持续时间、个体差异有关。胃肠道黏膜对放疗高度敏感，胃肠道反应对食物摄入有负面影响。放疗对味蕾及神经末梢有直接的毒性作用，损害分泌细胞的功能，导致分泌液的生成减少，使得口腔细菌菌落构成改变，发生龋齿，影响咀嚼。同时，放疗还会破坏牙齿结构，使其中的有机物质变性，从而引起食物摄入减少。头颈部的放疗可引起厌食、食管炎、咽喉炎、口腔干燥、恶心、呕吐、吞咽困难、味觉改变和牙关紧闭症。所有的这些不良反应均能导致食物摄入减少，影响营养状况。对腹部和盆腔的放疗可导致急性腹泻、食欲减退、恶心、呕吐、腹痛、肠炎。放疗的另一不良反应是引起慢性放射性肠病，能引起严重、多发的胃肠道狭窄和肠瘘，导致严重的营养缺乏和营养不良。放疗、化疗的联合治疗同黏膜萎缩、黏膜溃疡和黏膜坏死一起引起急性和亚急性肠病，导致严重的放射性肠病，严重影响肿瘤病人的营养状况。内分泌治疗、生物治疗也可以导致恶心、呕吐、胃肠道不适、食欲减退、营养状况下降。

小结：肿瘤本身会造成病人的营养不良。主要由于消化道的梗阻、进食的改变、炎性介质的产生，三大营养物质代谢的改变等情况。抗肿瘤治疗过程中，由于手术、放疗、化疗等手段，会使病人的进食量减少，食欲减退、嗅觉改变、厌食、恶心、呕吐、黏膜炎、便秘、腹泻和早期饱胀感。放射性食管炎、咽喉炎等，均可造成病人营养不良的发生。

第三节　营养不良对肿瘤病人造成哪些严重危害？

进行性体重下降是许多肿瘤的共同特点，不仅同较差的生活质量和治疗反应相关，同时也同严重的并发症和较短的生存期相关。（表 4-1）

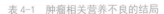

表 4-1　肿瘤相关营养不良的结局

肿瘤相关营养不良的结局
影响生活质量
减低放疗、化疗的效果
增加化疗相关毒性的危险
体力状态下降和肌肉功能减低
增加术后并发症的风险
延长住院时间
增加医疗费用
缩短生存期

（1）影响生活质量：肿瘤相关营养不良因较差的健康状态、减少的社会活动而影响病人的生活质量，病人体力下降和活动减少也影响其生活质量。

（2）治疗反应差，并发症增多：肿瘤相关营养不良可导致乏力、刀口愈合延迟、免疫力降低和炎症反应增加。可降低治疗反应，增加化疗相关毒性并发症。手术后并发症增加也与营养不良相关。

（3）增加死亡率：肿瘤相关营养不良病人具有较高的死亡率。免疫功能下降、治疗并发症增加及治疗相关毒性增加同生存期缩短明显相关。

（4）增加医疗费用：营养不良导致医疗费用

增加，包括治疗时间和住院时间延长，必需的营养支持治疗的费用增加等。

小结：营养不良对肿瘤病人造成诸多不良后果，如社会活动减少、体力下降；影响治疗效果，手术并发症增多，死亡率增加，医疗费用增加。因此，防治肿瘤病人的营养不良具有重要意义。

第四节 怎样科学评价肿瘤病人的营养状况呢？

营养评价是由营养专业人员对病人的营养代谢、机体功能等进行全面的评估，需要综合病人病史、详细的膳食调查、体格检查及实验室检查结果等进行判断。其主要目的是为了建立营养诊断并确定营养、代谢、药物和膳食的综合治疗方案。故在诊断时对肿瘤病人进行营养评价，并在每一次随访中重复评估，以便在病人全身情况恶化前，及早给予营养支持和干预。临床上对病人进行营养评价的方法有很多，主要包括营养风险筛查 2002（NRS2002）、微型营养评定（MNA）、营养不良通用筛查工具（MUST）、主观全面评价法（SGA）、病人总体主观全面评价法（PG-SGA）等，其中 PG-SGA 是 1994 年被提出，在 SGA 的基础上为肿瘤病人特别进行了改良而形成的，主要用于恶性肿瘤病人的营养状况评价。2016 年 PG-SGA 作为国家行业标准，由《中国抗癌协会肿瘤营养与支持治疗专业委员会》进行了推荐使用。

　　PG-SGA 由病人自我评估和医务人员评估两部分组成，具体内容包括体重、进食情况、症状、活动和身体功能、疾病、应激、体格检查等 7 个方面。前 4 个方面由病人自己评估，后 3 个方面由医务人员评估，总体评估包括定性评估和定量评估两种。

表 4-2　PG-SGA

1. **体重**

1 个月体重丢失情况	评分	6 个月体重丢失情况
≥ 10%	4	≥ 20%
5%~9.9%	3	10%~19.9%
3%~4.9%	2	6%~9.9%
2%~2.9%	1	2%~5.9%
0~1.9%	0	0~1.9%
2 周内体重下降	1	
本项记分		

2. 进食情况

进食情况	评分
在过去的一个月里，我的进食情况与平时情况相比：	
无变化	0
大于平常	0
小于平常	1
我目前进食：	
正常饮食	0
正常饮食，但比正常情况少	1
进食少量固体食物	2
只能进食流质食物	3
只能口服营养制剂	3
几乎吃不下食物	4
只能依赖管饲或静脉营养	0
本项记分	

3. 症状

症状	评分
近2周来，我有以下的问题，影响我的饮食：	
没有饮食问题	0
恶心	1
口干	1
口腔溃疡	2
吞咽困难	2
呕吐	3

续表

症状	评分
便秘	1
腹泻	3
疼痛（部位）	3
没有食欲，不想吃饭	3
食物没有味道	1
食物气味不好	1
吃一会儿就饱了	1
其他（如抑郁、经济问题、牙齿问题）	1
本项记分	

4. 活动和身体功能

活动和身体功能	评分
在过去的一个月，我的活动：	
正常，无限制	0
与平常相比稍差，但尚能正常活动	1
多数时候不想起床活动，但卧床或坐着的时间不超过 12 小时	2
活动很少，一天多数时间卧床或坐着	3
几乎卧床不起，很少下床	3
本项记分	

5. 疾病

疾病	评分
癌症、艾滋病	1
呼吸或心脏病恶病质	1
存在开放性伤口或肠瘘或压疮	1

续表

疾病	评分
创伤	1
年龄超过 65 岁	1
本项记分	

6. 应激

应激因素	无（0分）	轻度（1分）	中度（2分）	高度（3分）
发热	无	37.2~38.3℃	38.4~38.8 ℃	＞38.8℃
发热持续时间	无	＜72 小时	72 小时	＞72 小时
是否使用激素	无	低剂量，＜10 mg/d 泼尼松	10~30 mg/d 泼尼松	＞30 mg/d 泼尼松
本项记分				

7. 体格检查

项目	0分	1分	2分	3分
脂肪储备				
眼眶脂肪垫				
三头肌皮褶厚度				
下肋脂肪厚度				
总体脂肪缺乏程度				
肌肉状况				
颞部（颞肌）				
锁骨部位（胸部三角肌）				
肩部（三角肌）				
肩胛部（背阔肌、斜方肌、三角肌）				
手背骨间肌				

续表

项目	0分	1分	2分	3分
大腿（四头肌）				
小腿（腓肠肌）				
总体肌肉消耗评分				
液体状况				
踝水肿				
骶部水肿				
腹水				
总体水肿程度评分				
本项记分				

结果判定：定量评价。

表 4-3　PG-SGA 定量评价结果判断和营养建议

总记分	评价结果	营养建议
0~1 分	营养良好	不需要干预措施，治疗期间保持常规随诊及评价
2~3 分	可疑营养不良	由营养师、护师或医生进行病人或病人家庭教育，并可根据病人存在的症状和实验室检查结果，进行药物干预
4~8 分	中度营养不良	由营养师进行干预，并可根据症状的严重程度，与医生和护师联合进行营养干预
≥9 分	重度营养不良	急需进行症状改善和 / 或同时进行营养干预

小结：住院病人通用的营养风险筛查工具是营养风险筛查 2002（NRS2002）；PG-SGA 主要用于恶性肿瘤病人的营养状况评价。通过评价，可以对肿瘤病人的营养状况进行更好的分析。

第五节　抽血化验单的哪些指标可以反映身体的营养状况？

PG-SGA 由病人自我评估和医务人员评估两部分组成，需要专业人员来完成，对于病人来说，操作难度较大。那么，肿瘤病人如何能根据血液检查结果，对自己的营养状况进行简单、初步判断呢？主要有以下指标：

（1）血清白蛋白：主要在人体肝脏合成，它的主要生理功能是维持胶体渗透压和作为许多外源性和内源性物质的载体，是反映机体营养状态和基础疾病严重程度的指标之一。其半衰期为 18~20 天。正常血清白蛋白浓度为 40~55 g/L，当 <35 g/L 时临床诊断为低白蛋白血症。低白蛋白血症是临床常见的并发症，可影响疾病的临床结局，

血清白蛋白水平与病情严重程度和病死率有密切关系。血清白蛋白浓度还是评价机体营养状况的指标，持续的低白蛋白血症是病人营养不足的指标，是慢性营养不良的可靠指标，也是肿瘤病人预后不佳的重要指标，充足的营养支持难以逆转较低的白蛋白水平，除非肿瘤得到有效控制，才会恢复正常。

（2）血清前白蛋白：在人体肝脏合成，半衰期为1.9天。前白蛋白的半衰期短，血清含量少，在判断蛋白质急性改变方面较白蛋白更敏感。在恶性营养不良急性期、创伤和严重感染时，前白蛋白含量急剧下降，而当营养恢复正常时，前白蛋白含量亦随即上升。

（3）血红蛋白：贫血是肿瘤病人的常见并发症之一，大约50%的肿瘤病人发生贫血。肿瘤病人发生贫血的原因复杂，对病人的生存期、生活质量及放疗、化疗的疗效产生负面影响，被认为是恶性肿瘤病人预后不良的因素之一。通常将由肿瘤直接破坏引起的、肿瘤对机体的侵害和消耗而间接引起的以及抗肿瘤治疗导致的贫血称为肿瘤相关性贫血。而贫血是指人体外周血红细胞容量减少，低于正常范围下限的一种常见的临床症状。临床上常用血红蛋白（Hb）浓度来定义，我国学者认为在我国海平面地区，成年男性 Hb＜120 g/L，成年女性（非妊娠）Hb＜110 g/L 即是贫血。

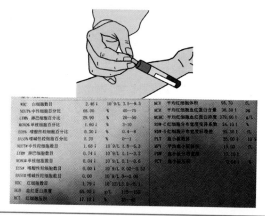

小结：生化检查可以作为肿瘤病人营养状况的一种评价方法，该方法简便、快捷、通俗易懂。

第六节　肿瘤病人如何在家监测自己的营养状况？

体重是评价营养状况的一项重要而可信的指标，代表机体内能量和蛋白质的储备情况，可以反映一定时期内营养状况的变化。若近期体重增加了，可能说明病人的病情有所缓解，食欲得到改善，进食量增加了，营养状况有所改善。若近期体重下降了，可能说明病人的病情有所加重，能量消耗增加，进食减少，应该及时去医院看医生和营养师。据调查，30%~80%的肿瘤病人会有不同程度的体重减轻。所以，建议肿瘤病人每周称一次体重，并记录。如何正确称体重呢？早晨起床排空大小便后，脱鞋穿单衣称重，即是自己的真实体重，而且每次称重都要在同一时间、相同条件下进行，以便于进行前后数值的比较。如果体重下降超过正常标准体重的10%以上即为消瘦。消瘦在肿瘤病人中很常见，是恶性肿瘤重要的临床表现之一，是一项与肿瘤预后相关的重要指标，体重减轻的程度越严重，病人生存期越短。

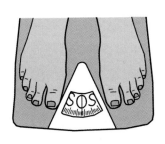

小结：体重是评价营养状况一项重要而可信的指标，病人要学会自己监控体重的变化，以便对自己的营养状况和病情变化有所了解，及时到医院进行调整。

第七节　为什么肿瘤病人要定期看临床营养师？

临床营养师是有着医学背景、在医院专门从事营养治疗和营养支持工作的专业人员，他们对常见疾病的基本情况有着较为全面的了解，能熟练掌握各种常见疾病和疑难病症的营养治疗原则，能有针对性地对各种疾病病人进行营养评价和营养治疗及营养支持。

大多数肿瘤病人都存在不同程度的营养不良，并且随着病情和病程的变化，病人的营养状况也随之发生变化。因此，对肿瘤病人定期进行营养状况评价，并深入分析存在的营养问题，及时采取有针对性的营养干预措施，对保障肿瘤病人顺利接受临床抗肿瘤治疗将起到十分重要的作用。

所以，建议肿瘤病人在去医院看临床医生的同时，要定期去医院看临床营养师，以便及时准确地了解自己的营养状况和存在的营养问题，及时采取有效的个体化的营养干预措施给予解决。

小结：大多数肿瘤病人都存在不同程度的营养不良，一定要定期到医院营养科进行营养评价，营养师会根据评价结果，给予个体化的干预措施，帮助您解决营养问题。

（刘晓军）

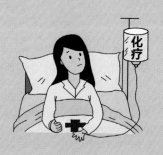

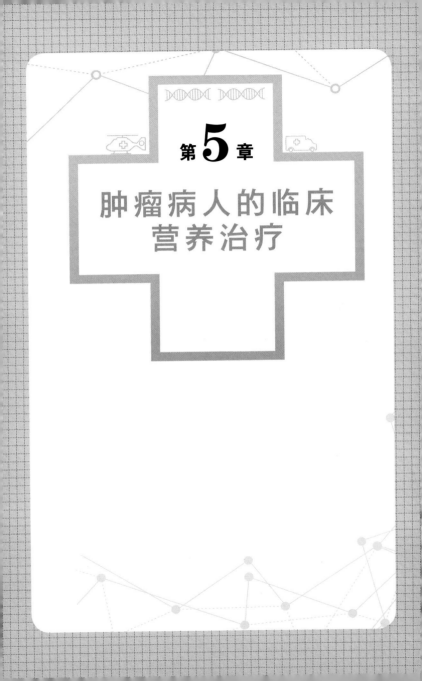

第 **5** 章

肿瘤病人的临床营养治疗

第一节 肿瘤病人的营养物质需要量是多少呢?

肿瘤病人营养支持的目的在于维持病人的营养和功能状况,耐受各种肿瘤治疗的打击,预防或延缓癌性恶病质的发生,而对于胃肠道功能严重受损的病人,它是维持生命的唯一办法。一般来说,104.6~125.6 kJ/(kg·d)[25~30 kcal/(kg·d)]的能量可满足大部分肿瘤病人的需求。在营养治疗途径上,只要病人的胃肠道功能完整或具有部分胃肠道功能,首选的能源物质供给途径仍是经胃肠道。若因局部病变或治疗限制不能利用胃肠道时,或营养需要量较高并希望在短时间内改善病人营养状况时,则选用肠外营养或联合应用肠外营养。一旦肠道功能恢复或肠内营养治疗能满足病人能量及营养素需要量,即停止肠外营养治疗。

肿瘤病人的营养需求应依据疾病发展的程度、肿瘤类型、肿瘤部位及病人全身情况考虑。

（1）能量：大多数肿瘤病人的静息能量消耗是升高的。体重丢失的肿瘤病人约有一半处于代谢亢进状态，并且这与机体活力、身体条件和年龄等因素相关。肿瘤类型的不同会导致静息能量消耗变化，如胃癌、结直肠癌病人可能正常，而胰腺癌或肺癌病人的静息能量消耗则通常较高。

由于日常活动减少，其总能量消耗是降低的。例如：体重稳定的白血病病人，总能量消耗约在 100.5 kJ/（kg·d）［24 kcal/（kg·d）］，而长期卧床且体重丢失的胃肠道肿瘤病人，总能量消耗反而增高，约在 117.2 kJ/（kg·d）［28 kcal/（kg·d）］。胃肠道肿瘤病人术前静息能量消耗基本正常，术后轻度上升，肺癌病人术前静息能量消耗升高，术后则下降。同时，化疗也能降低病人静息能量消耗。

在临床实践时，如果无法进行个体测量，推荐的肿瘤病人总能量消耗与健康人群相似，为 104.6~125.6 kJ/（kg·d）［25~30 kcal/（kg·d）］。

（2）蛋白质：肿瘤病人蛋白质的摄入最小剂量为 1 g/（kg·d），目标剂量为 1.2~2 g（kg·d）。ESPEN 的指南中指出：绝大多数恶性肿瘤病人只需要短期营养支持（如进行放疗、化疗需要肠道休息的病人），则常规的营养方案已足够，不需要添加额外的特殊营养素。

（3）脂肪：脂肪是人体重要的供能物质。大量研究表明，无论是体重稳定还是体重丢失的肿瘤病人，都能充分利用外源性脂肪，静脉输注脂肪乳剂而被机体充分利用。但长期输注脂肪乳剂可能会带来毒副作用，长期输注长链脂肪乳剂量超过 2.6 g/（kg·d）会导致脂肪毒性的并发症。对于需要长期应用脂肪乳剂的病人，剂量不应当超过 1 g/（kg·d）。脂肪摄入对机体蛋白质合成也有影响。由于放疗、化疗会增加机体氧自由基的形成并削弱机体的抗氧化能力，橄榄油中的维生素 E 对于防止过度的脂质过氧化起到了至关重要的作用。

（4）糖类：人体对于糖类的需要量，常以可提供能量的百分比来表示。由于体内其他营养素可转变为糖类，其适宜需要量尚难确定。中国营养学会建议：我国膳食糖类供给量为总能量摄入的 55%~65%。对糖类的来源也做出要求，即复合糖类、不消化的抗性淀粉、非淀粉多糖和低聚糖等糖类；限制纯能量食物如糖的摄入量，提倡摄入营养素、能量密度高的食物，以保障人体能量和营养素的需要及改善胃肠道环境。临床上，糖类的摄入量与总能量的需求密切相关。正常情况下，不同年龄对糖类的需要量不同，正常人每天糖类的最低需要量为 100~150 g。疾病状态下糖类需要量及所占非蛋白质总能量比例也因状况不同而不同：早产儿需要量 10~20 g/（kg·d），婴儿需要量 10~20 g/（kg·d），1~7 岁儿童需要量 9~12 g/(kg·d)，8~12 岁儿童需要量 7~9 g/(kg·d)，13~18 岁青少年需要量 4~7 g/（kg·d），无应激成人需要量 5~6 g/（kg·d），严重应激、高分解代谢成人需要量 3~4 g/（kg·d）。

（5）水和电解质：恶病质营养不良病人每天水的摄入量应当受到严格的限制。因为恶病质病人通常会有细胞外液体容量的增加，对于肿瘤病人，过度补充水、葡萄糖和钠可能加重腹水形成。

ESPEN 指南中指出，肿瘤病人总水摄入量应当控制低于 30 mL/（kg·d）。可以根据病人各种情况按"量出为入"和"按缺补入"两个原则，使每天尿量维持在 1000~1500mL，血清电解质维持在正常范围。老年人，有心、肺、肾等脏器功能障碍的病人应特别注意防止液体过多。

小结：肿瘤病人的营养需求应根据其疾病发展的程度、肿瘤类型、肿瘤部位及病人全身情况考虑而制订。

第二节　对肿瘤病人进行营养支持的方式有哪些？

肿瘤病人的营养支持途径与其他疾病一样，应按病人的具体情况而定。临床上营养支持的方式为口服补充，肠内营养或肠外营养支持。口服营养素往往不能达到营养支持的目的，但可以增加大部分病人的能量摄入，并可以减轻病人及其家属的心理压力。如果肠道功能存在，则肠内营养支持效果最好，并且易于在家庭中开展，尤其对于那些无法吞咽的头、颈或食管癌病人，它可以维持肠黏膜屏障和免疫功能。由于放疗、化疗导致胃肠道功能受损、短肠综合征或不完全肠梗阻，只要应用恰当，同样是肠内营养的适应证。在化疗时，给予肠内营养可以增加体重，促进瘦组织的增加。

肠外营养在肿瘤病人中应用广泛，但效果不如肠内营养理想，且并发症较多。肠外营养可展示维持脂肪储备，但不能保持机体无脂体重，无法提高癌性恶病质的平均生存时间及远期生存，短期体重增加是水潴留所致。但在某些特殊情况下使用肠外营养仍然是有效的方法，当病人营养状况极差而无法耐受抗肿瘤治疗时，给予一定的肠外营养是适当的，在严重营养不良的胃肠道肿瘤病人术前给予肠外营养，可以减少并发症的发生率及病死率。而后可以维持或改善营养状况，促进伤口愈合，降低感染率。若存在消化道高位梗阻、高位或高排量肠瘘、消化道严重出血、广泛黏膜炎症、严重肠功能紊乱、治疗限制不能利用胃肠道或病人不能耐受经肠营养时，则选择肠外营养支持。对于某些无法根治的癌性肠梗阻病人，肠外营养往往是维持生命的唯一方法。

营养支持方式分为3种：①饮食建议咨询或口服补充。②通过管饲实施肠内营养（胃或空肠）。③通过静脉实施肠外营养。在临床实践中三种方法可以单独使用，也可以联合使用。

（1）口服营养补充：口服营养支持或口服营养补充是肠内营养支持的一种方式，是指除正常饮食外，达到特定的医学营养治疗目的，经口同时给予补充宏量营养素和微量营养素的方法。临床上，ONS最常用也最简便，对于吞咽功能正常，具有一定消化与吸收功能、无法摄入足够食物和水分以满足机体需要的病人，均为给予ONS的适用对象。此外，ONS也可用于因抗癌治疗而可能出现恶心、呕吐、上消化道黏膜炎症的病人，但前提是病人的吞咽功能基本正常。

ONS的形式多种多样，可通过饮食指导增加高能量、高蛋白营养物质，改变进食方式（如加餐方式），以及使用专用的口服营养补充剂。典型的ONS是由蛋白质、糖类、脂肪3种宏量营养素和微营养物质（维生素、矿物质和微量元素）组成的配方营养补充剂，可以是粉状半固体配方，也可以为浓缩液体配方，一般可提供

4.2~10.0 kJ/mL（1.0~2.4 kcal/mL）能量。

ONS 的目标是改善病人食物和液体的整体摄入状况，从而最终改善病人的临床结局。

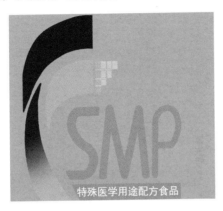

（2）肠内营养：当肿瘤病人摄食量不能满足需要时，只要病人胃肠道功能基本正常，并且能耐受肠内营养制剂，就可选择肠内营养。经肠途径应视病人消化和吸收功能情况按步进行。首先在有可能时鼓励病人口服，口服不足或不能时用管饲方式进行肠内营养。管饲主要用于有营养不良但无法口服补充的病人，如上消化道肿瘤，严重的口、咽及食管黏膜炎症等。因为厌食或吞咽困难等原因导致其无法进食，肠内营养是最好的选择，尤其适合头颈部及胃食管恶性肿瘤病人。

在给予途径上，管饲可以通过鼻胃管或胃造瘘术实现，鼻饲简单易行，但存在一定的并发症，如误吸、鼻窦炎等。对于需长时间接受营养支持的病人，胃造口或空肠造口则较鼻饲优越，尤其内镜下胃造口、空肠造口，避免了手术造口。

肠内营养能够有效地预防或改善病人营养不良的状态，并能增强机体对抗癌治疗的耐受而改善抗癌治疗效果，尤其适合头颈部恶性肿瘤的病人。

（3）肠外营养：肠外营养是临床营养支持的重要组成部分，肿瘤病人的肠外营养支持在原则上与其他疾病相同。对于营养不良的肿瘤病人，肠外营养能改善体重，提高血清白蛋白和前白蛋白的水平。而对于没有明显营养不良的肿瘤病人，肠外营养不仅没有益处，反而可能增加并发症的发病率。

ESPEN 和 ASPEN 指南中均指出：如果肿瘤病人存在营养不良或预期未来禁食时间超过1周，同时肠内营养实施有困难者，应当接受肠外营养治疗，而对于因放疗、化疗产生消化道毒性的病人，指南中指出：短期肠外营养相当于肠内营养，更易耐受且效果更好，有利于肠道功能的恢复及预防营养不良的进一步发展。

小结：肿瘤病人的营养支持途径应该遵循阶梯治疗原则，首先选择营养教育，然后依次选择口服营养补充（oral nutritional supplements，ONS）或完全肠内营养（total enteral nutrition，TEN），最后选部分肠外营养（partial enteral nutrition，PPN）或全肠外营养（total parenteral nutrition，TPN）。参照ESPEN指南建议，当下一阶梯不能满足60%目标能量需求3~5天时，应该选择上一阶梯。以期达到满足70%~90%能量目标需求和100%蛋白质目标需求的营养不良治疗双达标目的。

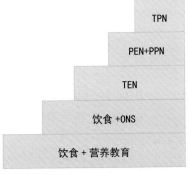

营养不良病人营养干预五阶梯模式

第三节　恶性肿瘤病人的营养治疗指南有哪些？

恶性肿瘤病人的营养治疗已经成为恶性肿瘤多学科综合治疗的重要组成部分。肿瘤病人营养支持指导原则为：①肿瘤病人若有严重营养不良或因胃肠道障碍或其他代谢、药物、放疗等毒性因素预期病人饮食不足1周者，应给予肠内或肠外营养支持，并尽可能进行抗癌治疗。②营养良好或仅有轻度营养不良，并预期自然饮食足够的肿瘤病人在手术、化疗或放疗时无须特殊营养支持。③完全肠外营养支持无益于对化疗或放疗无效的进展期肿瘤病人。

（1）非终末期手术治疗肿瘤病人的营养治疗：非终末期手术治疗肿瘤病人营养治疗的目标是提高病人对手术的耐受性，降低手术并发症的发生率。大量研究表明，存在中、重度营养不足的大手术病人，术前10~14天的营养治疗能够降低手术并发症的发生率。对于营养不良、轻度营养不良或术后7天内可获取足量肠内营养的病人，术前肠外营养治疗并无益处。

（2）非终末期化疗、放疗肿瘤病人的营养治疗：化疗、放疗是治疗恶性肿瘤的主要手段，化疗、放疗常会引起明显的毒性反应，尤其是消化道反应如恶心、呕吐、腹痛、腹泻和消化道黏膜损伤等，使得营养物质摄入不足或吸收障碍，导致营养不良。另一方面，营养不良会降低病人对化疗、放疗的耐受程度，影响中性粒细胞的水平，致使病人无法完成或提前中止化疗、放疗计划，从而影响病人的抗肿瘤治疗效果。因此，非终末期肿瘤化疗、放疗病人的营养治疗目标是预防和治疗营养不良或恶病质，提高病人对化疗、放疗的耐受性和依从性，控制化疗、放疗的不良反应，改善生活质量。

（3）终末期肿瘤病人的营养治疗：终末期肿瘤病人是指已经失去常规抗肿瘤治疗，包括手术、放疗、化疗和分子靶向药物治疗等指征的病人。

终末期肿瘤病人的营养治疗可提高终末期恶性肿瘤病人生活质量。医生应以临床指征和社会伦理为依据，认真评估具体病人营养治疗的风险－效益比，在掌握营养治疗适应证和尊重病人权利前提下，兼顾公平合理地使用有限医疗资源的原则，决定是否实施营养治疗。一般来说，终末期肿瘤病人不推荐常规进行营养治疗，对有机会接受有效抗肿瘤药物的病人，营养治疗会为化疗、分子靶向治疗提供机会，使失去指征的病人再获治疗机会，有益于生存质量提高和生存期延长。对于接近生命终点的病人，只需极少量的食物和水以减少饥渴感，防治因脱水而引起的精神紊乱。此时，过度营养治疗，反而会加重病人的代谢负担，影响其生活质量。生命体征不稳和多器官衰竭者，原则上不考虑系统性的营养治疗。

小结：肿瘤病人的各期营养治疗目标是预防和治疗营养不良或恶病质，提高手术疗效，提高病人对化疗、放疗的耐受性和依从性，控制化疗、放疗的不良反应，改善生活质量。

第四节　恶性肿瘤病人的营养治疗及饮食指导策略有哪些？

1. 化疗期间肿瘤病人的营养治疗策略有哪些？

（1）更换食谱，改变烹调方法：一种新的食物可以促进食欲，比如常吃肉类食物的病人可更换吃鱼、虾、蟹、鸡、甲鱼、海参、鸽子等。改变烹调方法使食物具有不同的色香味，也可以增加食欲。但无论哪一种食物，烹调时一定要达到食物比较熟烂的程度，方能顺利地被消化吸收。

（2）药食同源供营养：

1）山楂肉丁：山楂 100 g，瘦肉 1000 g，菜油 250 g，香菇、姜、葱、胡椒、料酒、白糖各适量。先将瘦肉切成片，油爆过，再用山楂、调料等腌透烧干，即可食用。既可开胃又可抗癌。

2）黄芪山药羹：用黄芪 30 g，加水煮半小时，去渣，加入山药片 60 g，再煮 30 分钟，加白糖即可。每天早晚各服 1 次。具有益气活血，增加食欲，提高胃肠道吸收功能的作用。

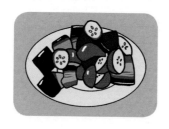

（3）多吃维生素含量高的新鲜蔬菜和水果，这类食物不但可以增强抵抗力，而且还可增加食欲。有些病人认为应忌食生、冷食物，但对水果蔬菜类应视情况对待。术后初期可吃菜汁和少量易消化的水果，每次量不宜多，应少量多餐。胃功能基本恢复后，特别化疗、放疗期，可以吃一些清淡爽口的生拌凉菜和水果，具有明显的开胃作用。

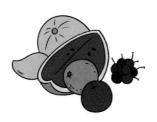

（4）病友之间交流饮食经验：不但可以取长补短，还有利于增加食欲，这对癌症病人是十分必要的。

2. 化疗期间的肿瘤病人为什么要大量喝水？

对肿瘤病人而言，在化疗时，医生护士常会反复提醒病人多饮水，这是有一定道理的。

因为，使用化疗药物后，肿瘤细胞和部分正常细胞受到破坏溶解，产生很多分解代谢产物，这些代谢产物如果积聚在体内不能及时排出体外，会引起肾功能损害、电解质紊乱以及机体的酸碱平衡失常。所以，化疗过程中，补充静脉输液、增加饮水量使尿量增多，有利于这些代谢产物通过小便排出体外，防止肾功能损害，保证化疗顺利完成。

另一方面，有些化疗药物本身具有毒副作用，例如环磷酰胺容易引起出血性膀胱炎，多喝水可以促使残留药物排出，减少对肾脏和膀胱的毒性作用。

此外，由于化疗会造成病人食欲不振、呕吐、恶心等副反应，非常容易造成水分的摄入不足。如果呕吐频繁，还可能导致脱水，多喝水不仅可提供身体所需，而且还能减轻呕吐造成的脱水症状。

当然，一些患有心脏病、肾功能不全、胃肠

道疾病等不能耐受多饮水的病人，就不要采取这种方法，可以通过药物调整减少毒副作用。

另外，可多饮茶，无论是绿茶、白茶、黑茶，还是红茶，都含有丰富的茶多酚、维生素C、维生素E、胡萝卜素、微量元素硒等营养素。适量饮用，可改善肿瘤病人的食欲、精神状态。

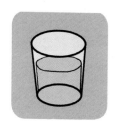

3. 肿瘤病人出现了吞咽困难怎么饮食？

肿瘤及其治疗有时会造成吞咽困难。存在吞咽困难的肿瘤病人比例高达11%~20%。这种症状可能造成误吸、营养不良、脱水、气道阻塞等不良后果。如果存在吞咽障碍的问题，需尝试食用软食或流质食物。如果无法摄入足够的常规食物以满足营养需求，可饮用高能量和高蛋白的液体或肠内营养制剂，要做到如下：

（1）按照营养师或医生制订的食谱或方法进食。

（2）进食时发生咳嗽或哽噎，尤其是在发热时应立即联系医生。

（3）少量多餐。

（4）如果不能摄入足够食物以满足需求，请使用液体营养补充剂。

（5）用搅拌机或食物处理机将食物捣碎或做成酱后进食。

（6）每天6~8杯流质，将流质调成易于吞咽的稠度。

（7）如果医生推荐食用清流质，可尝试米汤、软饮料、液体营养补充剂、西米露、肉汁和清汤。

（8）如果医生推荐食用浓流质，可尝试脱脂乳、奶昔、酸奶奶昔、米糊。

4. 化疗期的肿瘤病人出现了白细胞低应该怎么吃？

对癌症病人进行治疗的时候，一般都会强调饮食的重要性，这是因为饮食是人们摄取营养的主要渠道，病人身体状况每天都在变化，需要及时地通过饮食来调补营养。

病人在化疗时如能正确地配合饮食，补充充足的营养，可起到增强体力、恢复体质的作用。

因蛋白质是修复组织及合成人体免疫球蛋白等抗体和各种吞噬细胞的主要原料，增加营养，合理饮食，就是增强人体免疫力，可以遏制肿瘤的发展。

（1）白细胞低可进食高热量、高蛋白、高维生素和适量的无机盐及微量元素，如米、面、杂粮、杂豆、瘦肉、蛋、乳制品及豆制品，还有新鲜蔬菜、瓜果、坚果等。

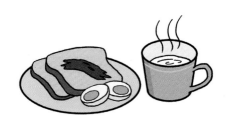

（2）饮食多样化、注意膳食搭配，以期各种营养成分相互补充，提高机体免疫力。烹调要注意色香味俱全，最好是蒸、煮、炖，不吃或少吃烟熏、炸、烤食物，少吃腌制食品，不吸烟、不饮酒，因其能使致癌物活化，使免疫功能降低。病人化疗期间主食可根据饮食习惯、口味，选食包子、饺子、馄饨、面条等。胃口差的病人可以少量多餐。

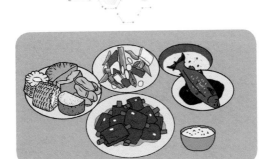

（3）多吃新鲜蔬菜和水果。在蔬菜中含有丰富的抗癌物质，如卷心菜、大葱、大蒜、白萝卜等。应多吃富含胡萝卜素、维生素C、维生素A的食物，如芹菜、菜花、韭菜、生菜、胡萝卜、番茄、洋葱头等，水果如香蕉、西瓜、橘子、桃子、菠萝、山楂、草莓、猕猴桃等。

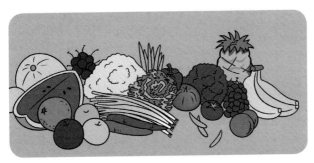

小结：肿瘤病人的营养治疗是非常重要的，无论在术前、术后、恢复期、放疗期、化疗期出现的不良反应，都需要通过合理的饮食指导改善病人的营养状况，促进康复。充分发挥药食同源的食材如山楂、神曲、山药、鸡内金、大枣、枸杞子、西洋参等，以达到调理的作用。

（齐淑静）

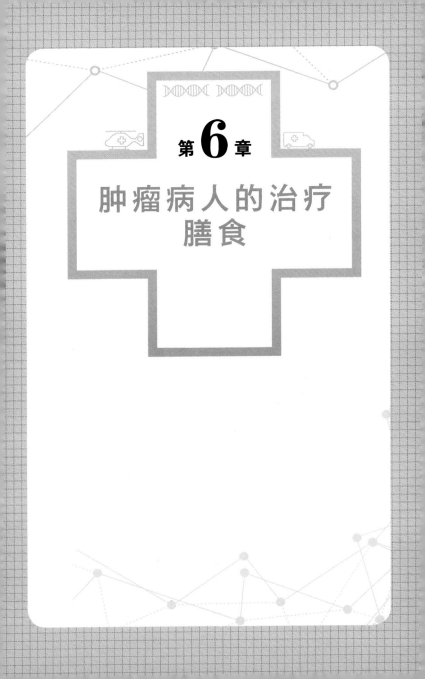

第6章

肿瘤病人的治疗膳食

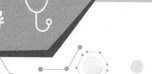

第一节 不同部位肿瘤病人的膳食原则是什么?

1. 食管癌、贲门癌病人的膳食原则是什么?

食管癌、贲门癌病人的突出症状是吞咽困难,也是食管癌病人在营养饮食方面最严重的问题。大多数食管癌病人在吞咽困难时逐渐发生的,并进行性加重,最终甚至可能出现喝水、进流质困难,使病人进食量越来越少,最后导致营养不良。食管癌、贲门癌病人的饮食原则如下:

病人出现哽噎感时,不要强行吞咽粗硬的食物,否则会刺激局部肿瘤组织出血、转移和疼痛。应进流质或半流质,如牛奶、浓汤、米糊、土豆泥、藕粉、肉汤、果菜汁、豆浆、银耳莲子汤、鸡蛋羹、米粥、匀浆膳等。

避免过冷、过热及辛辣等刺激性食物。因为

食管狭窄的部位对冷热刺激和辛辣调味品十分敏感，容易引起食管痉挛，发生恶心、呕吐、疼痛和麻胀等感觉，应注意避免。

如果少食多餐仍不能保证营养，可以选择管饲输入肠内营养制剂进行补充。

若进食量明显减少超过 1 周，应及时和医生及营养师联系，他们可以根据需要提供营养支持。

贲门癌术后发生反流性食管炎的病人，应适当增加蛋白质摄入量，注意吃饭细嚼慢咽、少食多餐。烹调以蒸、煮、氽、烩、炖为主，应吃低脂膳食，不吃油炸等高脂食品。避免巧克力、咖啡、酸性果汁和饮料及刺激性调味品，避免餐后立即卧床，餐后避免弯腰，睡觉时身体保持30°斜卧位。

2. 胃癌病人的膳食原则是什么？

应消除病因，对症治疗。对于胃癌合并胃炎、胃溃疡的病人要避免膳食的物理性和化学性刺激，应戒烟、戒酒，少吃过热、过冷、酸辣、油腻及粗硬的食物，如浓茶、咖啡、巧克力、辣椒、胡椒、芥末、浓肉汤、油炸食品、糯米年糕、玉米、豆类和粗纤维多的蔬菜等。要吃清淡、细软、易消化的食物，如软米饭、面包、馄饨、饺子、藕粉、豆浆、蛋羹、汆丸子等。烹调可采用蒸、煮、汆、烩、炖等方法。

胃癌伴有胃出血的病人在 24~48 小时内应禁食，能进食后开始只能由清流食慢慢过渡到冷流质、流质、少渣的半流质、普通膳食，如由米汤、藕粉、冷酸奶、冷豆浆、果汁过渡到大米粥、肠内营养制剂、番茄鸡蛋面片汤，再过渡到馄饨、面片、菜粥、饺子、馒头、面包、炖肉等，病情稳定后再过渡到普通膳食。手术前贲门癌或幽门癌引起不全梗阻的病人，可给予口服营养流质，避免粗纤维膳食，如豆类、粗粮。

胃癌病人最常见的治疗方法是手术，胃大部切除术后的病人因胃容积减少，常常合并倾倒综合征，表现为进食后出现腹胀、腹痛、呕吐、出汗、晕厥等不适表现，常发生在进食后 15~30 分钟，与胃容量缩小、幽门失控后大量食物快速进入有关，另外，在餐后 2 小时左右病人可能发生餐后低血糖症状，表现为心悸、头晕、出冷汗等。

预防上述两种合并症的发生可采取下列进餐方式：

（1）少食多餐：胃大部切除的病人因胃容量

变小后影响胃的纳食和消化功能，开始宜少食多餐，每天进餐 6~7 次，以增加总热量的摄入，预防低血糖的发生。

（2）干稀分食：进餐时只吃较干食物，在进餐前 30 分钟、餐后 45 分钟喝水或吃液体食物，可以避免食物被快速冲入小肠，从而减少倾倒综合征的发生，也促进食物的消化吸收。进餐时采取半卧位，细嚼慢咽。餐后平卧 20~30 分钟，可减轻不适症状。

（3）低糖饮食：术后早期禁用精制糖及加糖的甜饮料，如甜果汁、甜点心、蛋糕等。宜选用含可溶性纤维较多的食物，如小米粥、魔芋挂面等，以延缓糖吸收，减少低血糖的发生。

3. 肝癌病人的膳食原则是什么？

肝脏是消化系统的主要脏器，肝肿瘤的生长给消化系统的功能带来严重的影响，使肝细胞胆汁分泌明显减少、胆汁排泄障碍、肠道内脂肪的消化吸收障碍等，中、晚期病人可以有上消化道出血、鼻出血、牙龈出血、皮下瘀血等出血症状。因此，应根据不同病人的不同症状采取不同的饮食原则。

若发生食欲减退、恶心、肝区疼痛、腹胀等症状，应给予清淡易消化的食物，如脱脂酸牛奶、鸡蛋、豆浆、蜂蜜、蔬菜粥、藕粉、番茄龙须面等，此外可以请医生开一些控制症状的药物，如止痛药、消化酶等。

稳定期的饮食模式可改为每天 4~7 次，至少夜晚加一餐，以促进营养物质的摄入和利用。在食欲好时抓紧时间进食，把握好症状缓解的进食时机。

恢复期应补充充足的复合糖类、高蛋白、高维生素类食物，如米饭、面条、鸡蛋、瘦肉、酸牛奶、豆制品、蔬菜、水果等。烹饪方式宜采用蒸、煮、炖、熬，忌用油炸。

若病人由于胆道梗阻导致食欲减退、恶心等症状，应给予低脂肪并容易消化的软食或半流质及含可溶性膳食纤维多的食物，如水果、果酱、生菜、冬瓜、黄瓜、红薯、土豆、魔芋豆腐等。

肝硬化严重的病人应避免吃生硬的食物，如带刺的鱼、带碎骨的肉、干炸丸子及粗纤维多的食物。

发生上消化道出血的病人在止血后才可以进

食，应由清流质慢慢过渡到普食。宜选粳米粥、鸡蛋、蜂蜜牛奶、面条、猪肝、菜泥等；禁忌辛辣调味品、肉汤、酒类、浓茶、饮料等。

腹水水肿病人应严格限制钠和水的摄入，给予低盐、无盐或低钠膳食，肝功能受损的病人应避免吃对肝功能有损害的药物、发霉的食物、含有食物添加剂的食物，如加入防腐剂、人工香料、色素的食品和饮料等。

4. 肠癌病人的膳食原则是什么？

肠癌中以直肠癌和结肠癌占绝大多数。肠癌病人由于疾病本身或放疗、化疗等原因，部分病人可能发生肠功能紊乱，出现便秘和腹泻等症状，影响病人的营养摄入。此时，适当的饮食调理和营养支持可以帮助这部分病人改善症状和营养状况。

肠癌合并严重腹泻病人急性期应暂时禁食，靠输液补充水分和营养素。好转后给予流质、半流质，如米汤、藕粉、酸奶、胡萝卜泥、土豆泥、南瓜粥、馄饨等；急性期应禁忌粗纤维和产气食物，如粗粮、葱蒜、芹菜、韭菜、豆芽、豆类、洋葱等；同时避免糖类、高脂及刺激性调味品等食物。

早期肠癌便秘病人应增加饮水量，在饮食中注意摄入含细纤维较多的食品，如土豆、红薯、香蕉、嫩青野菜等，但加工要细致，避免食物过分粗糙对肿瘤部位的刺激。辣椒、胡椒、芥末等辛辣刺激性食物对肠道有刺激作用，应少吃。

肠癌病人如发生不全梗阻时，应注意给予病人较精细的食物，如大米粥、面条、面包、蛋类、瘦肉、豆腐、去皮的瓜果（如番茄、黄瓜、冬瓜、苹果、西瓜）、生菜等。蜂蜜、酸奶既有一定的通便作用，又可补充营养，改善消化功能，可适当补充。

合并腹胀的病人吃饭应细嚼慢咽，防止吞气太多；避免或少食增加产气的食物，如豆类、韭菜、芹菜、洋葱、葱、甜瓜等；乳糖酶缺乏者（喝牛奶胀肚），可以在喝奶的同时口服乳糖酶或在餐后少量多次喝，或改吃酸奶，慢慢提高对牛奶的耐受。

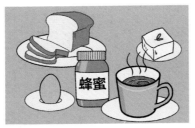

　　小结：食管癌、贲门癌、胃癌、肝癌、肠癌病人因癌症部位不同，其膳食原则也有不同，遵守不同部位膳食原则对促进病人疾病康复、减少并发症、减轻病人痛苦有着重要的意义。

第二节 进展期肿瘤病人的治疗膳食有哪些？

　　进展期（含晚期）癌症病人多数不能被治愈，一些病人由于癌细胞的全身扩散转移引起一些器官功能受损，可能会引起生命危险。这一阶段的治疗目的是保持病人的尊严和生活质量，护理重点包括：减轻疼痛等各种症状，减轻害怕和焦虑心理，尽可能保持病人的生活自理能力。化疗和放疗对进展期肿瘤病人是常用治疗手段。因其在作用于肿瘤细胞发挥细胞毒性作用的同时也损伤正常组织和细胞，故会出现副作用，影响病人的食欲和消化道功能，给营养状况带来不良的潜在影响。化疗或放疗病人在调整营养素平衡同时给予补充抗氧化营养素，可减少化疗或放疗的毒副反应，如白细胞减少、脱发、恶心、呕吐等。同时 β－胡萝卜素及硒，均有抑制癌基因表达和提高人体免疫功能的作用，故化疗或放疗病人营养辅助治疗是十分必要的。

进展期病人常见的营养相关问题有食欲差、体重明显下降、虚弱、疼痛、早饱、味觉改变、胃肠胀气等。如果有以上症状，应要求医生或营养师给予相关的治疗和建议。这一阶段膳食应该是为了减轻进食相关的副反应、保证营养平衡、提高生活质量。虽然好的营养支持不能治愈癌症，但是可以增强抵抗力、减少感染，延长生存期。

进展期病人的饮食建议：

手边常备一些营养丰富的食物和饮料，当感觉好且胃口好时争取多吃一些。

少食多餐，1~2 小时可以吃一次，每次量不要太大，一个面包或馒头如果太大可以分几次吃。

多选高热量、高蛋白的食物，如鸡蛋、酸奶、豆腐、肉末。

避免吃饭时喝汤(除非嘴干或需要帮助吞咽)，以避免早期饱胀感。

避免炒菜时的油烟味。

设法维持目前的体重，但是如果已经发生体重丢失也不要有压力。

经常饮足够的液体将有助于保持胃肠功能的正常。如果便秘，尤其在服用一些止痛药的时候，可以补充一些纤维素制剂或吃些通便药。

如果有吞咽困难或虚弱无力，可以选用软食或液体食物，营养师可以帮助选择营养补充剂。全营养素制剂在食物摄入不足的情况下可能对改善营养有帮助，尤其在不想吃饭的情况下。

正确服用药物，有问题随时请教医生，一些药物剂量和时间上简单的调整也许可以解决进食方面的问题。

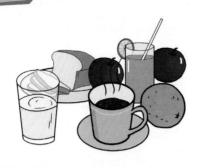

小结：进展期病人常见的营养相关问题有食欲差、体重明显下降、虚弱、疼痛、早期饱腹感等。这一阶段膳食应该是为了减轻进食相关的副反应、保证营养平衡、提高生活质量。虽然好的营养支持不能治愈癌症，但是可以增强抵抗力、减少感染，延长生存期。

第三节　制作肿瘤病人的治疗膳食有什么特别需要注意的？

营养是保持人体健康所必需的。恶性肿瘤生长过程所需要的能量和营养物质要比机体正常组织所消耗的更多。促使癌症病人营养不良的原因，就病人本身来说，是食物营养的摄入和吸收减少，以及癌症所带来的能量消耗增加。除本身因素外，就是因治疗副作用而导致的营养障碍。适当的营养治疗既可改善病人的营养状况，使病人的免疫能力、抗癌能力增强，提高生活质量，又能提高肿瘤病人对各种治疗的耐受性，减轻其毒副反应。

那么肿瘤病人应该注意哪些事项呢?

对于能够进食的肿瘤病人，根据病人的身体情况、营养状况、食物本身及生活习惯等变化择食。选食配膳宜因病而异、因人而异、因季而异、因治疗方法而异。

（1）应供给充足的热量和易于消化吸收的蛋白质食物，增强机体抗癌能力，如牛奶、禽蛋、鱼类、家禽、豆制品等。

（2）选择多种食物，尽量每天食用2~3份水果和蔬菜，包括酸味水果，深绿和深黄色蔬菜，因其富含维生素A、维生素C和植物化学物。

（3）要少食多餐，可减少胃肠道的负担并有利于吸收。

（4）如张口或吞咽困难时，应选择软食。可将食物剁碎、煮烂，打成匀浆膳、果泥或果汁。

（5）忌食腌制品或高度精加工食品;忌食霉变的食物;忌食刺激性食物及酒。

（6）尽量选择低脂肪、高纤维的食物，多选用有防肿瘤作用的食物。

（7）与营养师确认你的食物选择和膳食搭配。

（8）请营养师帮你制订一个营养均衡的饮食计划。

（9）食用富含纤维食物如粗粮面食和谷类。

（10）每次购物时，都选择一种新的水果、蔬菜、低脂食物或全麦食物。

（11）限制腌制的、烟熏的或盐泡的食物（包括熏肉、香肠和熟食肉）。

（12）选择低脂奶、酸牛奶和其他奶制品。

（13）茶叶中主要的抑癌物质是茶多酚，它可以防止细胞突变，细胞突变有时能引起癌症。另外，茶叶又能阻断亚硝酸基化合物的合成，其中绿茶的阻断率在90%以上。绿茶中还含有丰富的维生素C和维生素E，它可与柠檬媲美，也具有辅助抗癌功效。

（14）香菇中所含香菇多糖具有很强的抗癌作用。香菇多糖能增强细胞免疫和体液免疫，有类似于补气的作用。最新研究成果认为香菇中含有干扰诱导剂，这为治疗癌症提供了更多科学依据。银耳又称白木耳，现代药理的临床实验中发现，白木耳能增加巨噬细胞功能，促进具有免疫功能的 T 细胞和 B 细胞的生长。此外，白木耳又能增强机体对原子辐射的保护作用，促进骨髓的造血功能，可作为癌症病人接受放疗时的推荐营养食品。

（15）富含维生素 A 和维生素 C 的食品对化疗病人有益处。

（16）对消化系肿瘤有益的食物有韭菜、莼菜、卷心菜、墨菜、百合、刀豆等。

（17）薏苡仁含有薏苡仁酯，对防癌有一定的食疗作用，可用于肺癌、肠癌、宫颈癌、绒毛膜上皮癌等的辅助食疗。

（18）绿豆配甘草与化疗药同用，有清凉解毒、降低副作用的功效；尚有较多新鲜食物如萝卜、山药、大豆、丝瓜、大蒜、鲜藕、无花果、地耳、杏仁、荸荠、乌梅、百合、银耳等都有抗癌效果。

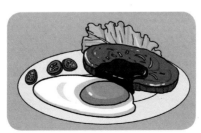

小结：制订治疗膳食的注意事项，一定要根据病人的身体情况、营养状况、食物本身及生活习惯等变化择食，了解食物特性及营养价值也是必不可少的。

第四节　肿瘤病人治疗膳食的营养素供给需要全面吗？

1. 能量和宏量营养素

（1）能量：能量摄入高出正常水平，肥胖、超重的人群各种癌症的患病率均增高，而增大体力活动降低各种癌症发生的风险性。动物实验表明限制进食的大鼠，比自由进食大鼠的肿瘤发病率低，肿瘤潜伏期长。不限制能量但强迫大鼠运动促进能量的消耗，也可降低化学致癌物对实验大鼠的致癌作用。总能量的减少反映了食物摄入量的减少，蛋白质和其他营养物质等保护性的营养物质摄入减少会影响人体的抵抗力，促使肿瘤的发生。因此，对于中老年病人在减少能量的同时，要保证蛋白质、维生素和无机盐的摄入。早期的一些研究显示，恶性肿瘤病人机体的能量消耗高于正常人群，因此认为，因为能量消耗的增加，病人进行性能量缺乏，机体各组织不断消耗，产生恶病质。肿瘤病人三羧酸循环增加，葡萄糖转化为脂肪增加，蛋白质转化增加，糖原合成增加均是机体能量消耗增高的原因。肿瘤病人能量消耗增加有两个原因：①肿瘤细胞分裂迅速、肿瘤生长过程中需要大量的能量。②肿瘤生长过程中产生一些物质影响宿主的代谢，使能量消耗增加。

（2）脂肪：脂肪消耗是恶性肿瘤的特征之一，肿瘤病人存在脂肪代谢障碍，内源性脂肪水解增多，外源性三酰甘油水解低于正常，有恶病质的肿瘤病人甘油和脂肪酸的转化率增高。脂肪是高热价营养物质，是代谢过程中的主要能源物质之一，有些多不饱和脂肪酸如亚油酸和花生四烯酸是肿瘤生长所必需的，所以恶病质时脂肪的利用对宿主和肿瘤均有益处。膳食中脂肪对肿瘤的影响是目前研究最为彻底的因素。流行病学研究表明，脂肪的摄入量尤其是动物脂肪的摄入量与结肠癌、肺癌、前列腺癌、直肠癌、乳腺癌的发病率呈正相关。脂肪的构成上对肿瘤的发生也有不同影响，饱和脂肪酸和动物性的脂肪增加肺癌、结直肠癌、乳腺癌、子宫内膜癌、前列腺癌的危险性；多不饱和脂肪酸、不饱和脂肪酸和植物性脂肪均与以上癌症未见相关。常食鱼油地区的人群，肿瘤的死亡率低。关于胆固醇与肿瘤的关系，说法不一。我国对 65 个县的人群调查结果显示，血胆固醇水平与肝癌、结直肠癌、肺癌等恶性肿瘤呈正相关。世界癌症基金会 6 项报告指出，胆固醇的摄入与乳腺癌、前列腺癌、结直肠癌的危险性无相关性。

（3）蛋白质：蛋白质无论摄入过高还是过低均会促进肿瘤组织的生长。流行病学调查显示，食管癌和胃癌病人患病前蛋白质的摄入量均低于正常。动物实验结果显示，乳类中的酪蛋白对致癌物亚硝胺合成有抑制作用。大豆含有丰富的蛋白质，所含大豆异黄酮具有抑癌作用，可抑制胃癌、乳腺癌和结肠癌的发生。因此蛋白质的摄入要适量，占总热量的 10%~15% 即可。

（4）糖类：高淀粉饮食易引发胃癌，经济收入低的地区，人群多以高淀粉膳食为主。高淀粉饮食本身无促癌作用，但是高淀粉膳食伴有低蛋白的摄入，且高淀粉和大容量相关，易使胃黏膜受损。

2. 维生素类

（1）维生素 A：维生素 A 类化合物是一大类天然的或合成的具有维生素 A 结构或活性的化合物。类胡萝卜素包括胡萝卜素、叶黄素、番茄红素、玉米黄素等，维生素 A 类化合物的预防作用机制：①抗氧化作用。能直接清除自由基，保护细胞膜和线粒体膜免受脂质过氧化物的损伤，也能使DNA得到保护，减少细胞受到致癌物的损伤。②诱导细胞的正常分化。足够的维生素 A 可使上皮细胞正常地分化，从而避免癌症发生。③提高机体的免疫功能。维生素 A 类化合物能增强细胞免疫功能，小剂量和中等剂量就可增强巨噬细胞的吞噬能力和肿瘤杀伤细胞的活性，但大剂量有免疫抑制作用。④基因表达的调控作用：维生素 A 类化合物可调节某癌基因和细胞生长因子的基因表达的调控，维甲酸和肉瘤生长因子同加入培养基中能阻止转化表型的表达。

（2）维生素 C：高水平的血清维生素 C 可以使胃癌前病变进展的危险性下降70%。维生素 C 具有很强的抗氧化、抗癌作用，表现如下：①阻断致癌物质亚硝胺的合成。②促进淋巴细胞的生成。③增强机体免疫力。④加速机体致癌物的排出。⑤促进干扰素的合成。⑥通过干扰癌细胞的能量代谢直接抑制癌细胞的生长。⑦增加胶原物质的生成，增强机体自身对癌细胞的抵抗能力。

（3）维生素 E：大量研究认为维生素 E 可以降低肿瘤发生率，补充维生素 E 制剂与高维生素膳食效果明显不同，前者似乎只对吸烟者有防癌作用，后者可预防食管癌、胃癌、结肠癌、前列腺癌等。其作用机制为：①清除自由基致癌基因。②抑制癌细胞的增殖。③诱导癌细胞向正常细胞分化。④提高机体免疫力。维生素 E 与某些抗癌药物联合应用可增强疗效，维生素 E 还可减轻化疗的毒性反应。

（4）维生素 D：维生素 D 可降低直肠癌、乳腺癌、前列腺癌的发生率。膳食维生素 D 摄入量与直肠癌呈负相关，其机制可能为：①调节抑制肿瘤细胞的增殖。②通过钙的作用，抑制胆汁酸及其衍生物的促癌作用。

（5）维生素 K：维生素 K 中尤以维生素 K_3 具有抑瘤活性。对乳腺癌、卵巢癌、结肠癌、胃癌、肾癌、肺鳞状细胞癌都有不同程度的抑制作用。维生素 K 的抑制肿瘤的机制被认为是维生素 K 的细胞毒作用，维生素 K_3 干扰细胞的氧化还原代谢，从而使肿瘤细胞死亡，或是维生素 K_3 在体内被还原成半醌型的自由基，产生细胞毒作用。

（6）叶酸：叶酸可以减轻细胞的损伤，研究表明膳食中的叶酸摄入不足会增高大肠癌的发病率。

3. 无机盐

（1）钙：高钙膳食可降低直肠癌和结肠癌的发病率，可降低胃肠黏膜的增生病变。钙能与脱氧胆酸等相结合，形成不溶性钙盐，能保护胃肠道免受刺激胆酸的损伤，有利于防止癌变。

（2）锌与铜：在食管癌、肺癌、胃癌、肝癌、膀胱癌、白血病病人中均可见铜／锌比值升高，病情恶化或转移者更加明显。锌的摄入过低或过高，均可降低机体的免疫功能。锌摄入过多还能影响硒的吸收，与食管癌、胃癌的发生有关。

（3）硒：硒有抑制食管癌、胃癌、肝癌、乳腺癌的作用，硒是谷胱甘肽过氧化酶的重要组成成分，能清除氧自由基，保护细胞核线粒体膜的结构和功能，硒还有加强免疫功能的作用，因此有防癌作用。

（4）碘：缺乏碘的膳食很可能有增加甲状腺癌的危险性，摄入过多碘，可阻断甲状腺对碘的吸收，导致甲状腺肿瘤，主要是增加乳头型的甲状腺癌，因此，高碘膳食也有可能增加甲状腺癌的危险性。

（5）铁：高铁膳食有可能增加结直肠癌和肝癌的危险性。动物实验发现铁缺乏可抑制大鼠肝肿瘤的发展，而铁过多则可促进小鼠肝癌形成。

食物金字塔

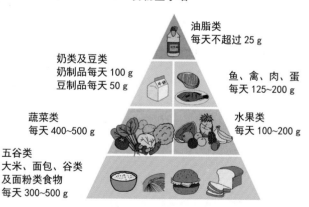

油脂类
每天不超过 25 g

奶类及豆类
奶制品每天 100 g
豆制品每天 50 g

鱼、禽、肉、蛋
每天 125~200 g

蔬菜类
每天 400~500 g

水果类
每天 100~200 g

五谷类
大米、面包、谷类
及面粉类食物
每天 300~500 g

小结：肿瘤病人治疗膳食营养素供给需要全面，各个营养素的摄入要平衡，数量要达标，才可促进健康，反之则带来不良的后果。

第五节　怎样科学选择肿瘤病人的治疗膳食?

1. 选用合理平衡饮食

按年龄、性别、基础代谢率、劳动强度及食物特殊动力学作用的消耗制订合理能量供给量，既能满足人体需要，又能避免能量过多或过少。蛋白质、脂肪和糖类分配比例应分别为 12%~14%、25%~30% 和 65%。还应注意动物蛋白和豆类蛋白质宜占蛋白质总量的 30%~50%。脂肪，除注意数量之外，也应注意饱和脂肪酸、单不饱和脂肪酸和多不饱和脂肪酸三者之间的比例以 1:1:1 为宜。在有心血管疾病时，其 P/S 比值以 1.5~2.0 为好。食物应含适量纤维素，可预防消化道肿瘤，如结肠癌或直肠癌等。维生素应供给充足，每天需进食新鲜蔬菜和水果。矿物质的摄入量应能满足机体需要，并注意锌铜和钙磷比值。

2. 经常食用防癌食品

蘑菇类食品，如香菇、冬菇等含蘑菇多糖类，有抗癌作用。海带含藻酸，能促进排便，防止便秘，可抑制致癌物质在消化管吸收，故有抗癌功能。

银耳、黑木耳中提取多糖类，有很强的抗癌能力。莼菜含丰富维生素 B_{12}、天门冬素、多缩戊糖及海藻多糖碱，尤其是海藻多糖碱能有效地阻止癌细胞增殖。新鲜蔬菜和豆芽中含叶绿素，可防止直肠癌和其他肿瘤发生。四季豆含蛋白质、淀粉、维生素及外源性凝集素，在体外能抑制人体食管癌及肝癌细胞株生长，对移植性肿瘤，如肉瘤、艾氏腹水等均有抑制作用。金针菇含多糖类、门冬氨酸、精氨酸、谷氨酸、组氨酸、丙氨酸等多种氨基酸和核苷酸及人体必需微量元素和维生素，有降低胆固醇功能，也有明显抗癌作用。海参体内海参素对小鼠肉瘤有抑制作用，海参提取硫酸黏多糖，能明显增加小鼠脾脏重量，提高腹腔巨噬细胞吞噬功能。人参中蛋白合成促进因子，对胃癌、胰腺癌、结肠癌、乳腺癌病人有一定的作用。鱼类含丰富的锌、硒、钙、碘等物质，有抗癌作用，尤其是青鱼含核酸丰富，有利于防癌。苹果除含苹果酸、柠檬酸、酒石酸、多糖类、多种维生素及矿物质，还含大量纤维素和果胶，果胶与海藻中存在的海藻酸钠有同样功能，易与致癌性物质结合后排出体外，有防癌作用。大蒜富含硒、脂溶性挥发油等成分，可激活巨噬细胞，提高机体免疫力，有一定的防癌作用。葱类含谷胱甘肽，可与致癌物结合，也有解毒功能。萝卜中含多种酶，可使亚硝胺分解，消除其致癌作用。大枣有抑癌作用，因其含大量环磷酸腺苷，并有丰富维生素，有增强机体免疫力作用。无花果果实中含大量葡萄糖、果糖、枸橼酸、苹果酸、醋酸、蛋白水解酶等，是较好的抗癌食品。茶叶含茶多酚、叶绿素、维生素等多种抗癌的功能成分，实验研究和流行病学调查均证实茶有防癌功能。牛奶、羊奶等奶类均含某些防癌物质。卷心菜、南瓜、豌豆、莴笋等蔬菜中含能破坏亚硝胺的物质。胡萝卜、菠菜、番茄、紫菜等，都含有大量胡萝卜素、维生素 C 等有抗癌作用成分，常食用有预防肿瘤作用。

膳食方举例：

（1）杏仁雪梨山药糊：北杏仁 1 g，雪梨 1 个，淮山米粉、白糖各适量。

（2）桂圆花生红枣汤：红枣、桂圆、花生仁各 100 g，红糖适量。

（3）粉丝萝卜汤：白萝卜 150 g，粉丝和洋葱各 50 g，盐 3 g，高汤适量。

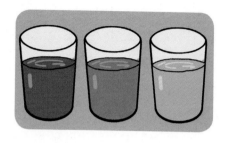

小结：肿瘤病人在平衡膳食的基础上，多选择一些具有防癌作用的食品如菌类、鱼类、茶叶等，充分发挥药食同源的作用，协助抵御肿瘤的发生和发展。

第六节 肿瘤病人的代谢变化有什么不同？

1. 肿瘤病人的异常代谢有哪些？

（1）能量代谢异常：一些调查报道认为肿瘤病人能量代谢需要比正常者高 10%，但也有报道认为未见有明显差别。然而肿瘤病人体重下降较明显，除摄入减少外，消耗增加也是不能忽视的因素。

（2）糖类代谢异常：葡萄糖不耐症在肿瘤病人中常见。这是因增加胰岛素抵抗或胰岛素释放不足所致，血糖升高，葡萄糖转换增加及乳酸产生增加，乳酸循环增强。有乳酸生成葡萄糖及糖异生作用增加是肿瘤病人葡萄糖转化增加的主要特征，此过程需消耗大量能量，从而增加病人基础能量消耗，导致恶病质的产生。

（3）脂肪代谢异常：肿瘤病人有大量脂肪丢失，应激和肿瘤本身释放脂溶因素可使脂肪分解作用增加，合成降低，血清脂蛋白酯酶活性降低，出现高脂血症，且因摄入减少，体重下降，肿瘤病人表现为内源性脂肪水解增高，外源性三酰甘油水解低于正常，有恶病质的肿瘤病人其甘油和脂肪酸的转化率增加。

（4）蛋白代谢异常：肿瘤病人体内蛋白质转换率增加、肝脏蛋白质合成增加、肌肉中蛋白质合成降低。肌蛋白分解使病人消瘦、体重下降，血浆支链氨基酸含量下降。肿瘤病人内源性氮的丢失首先表现在骨骼肌部分，其后才是内脏脂肪，如循环蛋白质的消耗，随着疾病的进展，总体蛋白质更新率增加，肌肉蛋白质合成和分解率亦增加，但分解率的增加更为明显。

（5）维生素代谢异常：肿瘤病人血浆可见到抗氧化营养素下降，如β－胡萝卜素，维生素C、维生素E等。此外，其他维生素如维生素B_{12}在食管癌、胃癌病人血浆中含量降低，叶酸也有降低。

（6）微量元素代谢异常：肿瘤病人大多都有血硒含量降低和锌含量降低，同时可见到抗氧化能力降低和细胞免疫功能下降。胃癌病人还可见到血钴和血锰含量下降。

以上系列代谢不平衡，反映出肿瘤病人需要进行代谢营养治疗，以改善营养状态，防止体重下降，提高机体抗氧化能力和免疫功能。

2. 肿瘤病人的代谢膳食是什么？

从正常细胞发展成癌需要数年甚至数十年时间，其癌变过程中均要经过癌前阶段（癌前病变或癌前疾病），各种肿瘤均有其各自癌前阶段。如食管上皮重度增生、胃黏膜不典型增生、肠腺化生和重度萎缩性胃炎、慢性肝炎和肝硬化、结肠息肉、支气管上皮增生和化生、乳腺增生、宫颈白斑、糜烂和息肉及口腔白斑等。在防癌普查中，除了能发现早期肿瘤及时进行手术根治，可降低肿瘤死亡率外，也可发现大批癌前阶段病人，对这些病人进行癌前阶段饮食营养预防，将会使肿瘤发生率大幅度下降。癌前阶段病人饮食营养预防，应从防癌机制上，减少致癌前体物或致癌物摄入、阻止致癌物在胃内合成，阻断致癌物对靶器官作用和提高机体免疫功能等，采取综合措施进行预防。

对肿瘤病人的代谢膳食，往往采取以预防为主的方针，供给平衡膳食，多吃具有防癌作用的食物，一切食物应保证新鲜，不吃坚硬、辛辣、含有亚硝胺多的蔬菜、咸鱼、熏肉等食物，不吃霉变的、过热的及过粗糙的食物，进食细嚼慢咽，注意饮水卫生。并且还要补充足够的维生素 A、维生素 B、维生素 B_{12} 和维生素 C 及锌、硒等微量元素，饮食中也要含有一定量的膳食纤维。食物的质地对咀嚼、消化功能受损的病人也是尤为重要的，需把食物加工烹调变为极细软或较黏稠的软食或流质。

补充抗自由基营养素，近年来用抗自由基营养素预防癌前阶段病人，已取得较好效果。研究表明，食管癌、胃癌、大肠癌、胰腺癌、乳腺癌病人全血及血浆超氧化物歧化酶（SOD）均较健康人明显降低及血浆脂质过氧化物升高，表明病人抗自由基能力降低，用维生素 A、维生素 C、维生素 E、β－胡萝卜素及硒对癌前治疗病人有一定防治作用。

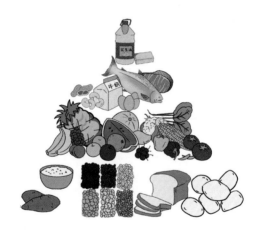

小结：生命不息，代谢不止，肿瘤病人的代谢不同于健康人，不同的代谢需要不同的营养，从肿瘤病人的代谢出发，制订合理的代谢治疗膳食方案，提高病人生命质量。

（温晓静）

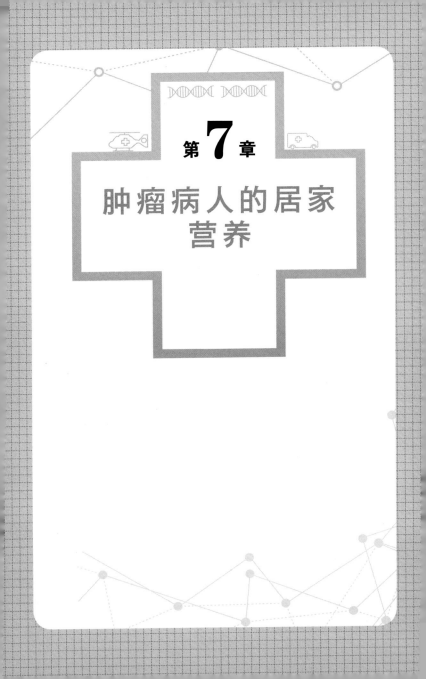

第**7**章

肿瘤病人的居家营养

　　家，始终是病人温馨的港湾，大多数肿瘤病人可能有更多的时间会与家人共同生活，而不是在医院。肿瘤病人的家庭营养治疗与医院的营养治疗有相同之处，也有不一样的地方。社会经济发展和医疗技术水平的地区间差异，以及肿瘤病人的家庭状况、宗教文化背景、病人饮食习惯等因素，对病人家庭营养支持有着非常显著的影响。

第一节　康复期肿瘤病人的体重如何管理？

　　不是所有的肿瘤病人都需要营养支持，这一点是毋庸置疑的。病人接受了正规的治疗后，要恢复体力，回归社会正常的生活和工作，都需要通过营养等手段达到康复的目标，康复期以后的

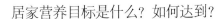

居家营养目标是什么？如何达到？

康复期目标：坚持平衡膳食，维持合理营养，保持适宜体重。

1. 怎样确立康复期肿瘤病人适宜的体重标准呢？

肿瘤病人居家饮食需要维持适宜的体重目标，确立适宜的体重指数（BMI）：18.5~23.9 kg/m²，健康饮食，有活力的生活方式（每天30分钟快走或60分钟慢走）以提高生活质量。最好使体重不低于正常范围的下限值，可每2周定时（晨起排便后空腹）称重一次并记录。任何不明原因（非自主性）的体重丢失＞2%时应该及时回医院复诊。

常用理想体重测量标准：BMI＝体重（kg）/身高（m²）

理想体重（kg）＝身高（cm）－105

◆观察体重比的变化：（表7-1）

表7-1　我国成人 BMI 判定标准

等级	BMI（kg/m²）	等级	BMI（kg/m²）
重度蛋白质 – 能量营养不良	＜ 16.0	正常	18.5~23.9

续表

等级	BMI（kg/m²）	等级	BMI（kg/m²）
中度蛋白质 - 能量营养不良	16.0~16.9	超重	≥ 24.0
轻度蛋白质 - 能量营养不良	17.0~18.4	肥胖	≥ 28.0

2. 哪些科学饮食能够维持居家肿瘤病人的合理体重？

（1）能量均衡，节制有度：每餐七八分饱最好，不能过多，也不能过少，非肥胖病人以体重不下降为标准，但是切忌饥饿。

超重病人：应减少高能量密度食物的摄入。所谓"高能量密度食物"系指能量超过 225 kcal/100 g 的食物。尤其是那些食物组成单一，经过深加工的膳食和含糖饮料等，会使病人体重超重或导致肥胖，而一些低能量密度食物，如豆类和五谷杂粮等，对某些癌症有预防作用。（表 7-2）

表 7-2　低脂低胆固醇食谱举例

餐次	食物
早餐	小米粥（30 g），全麦面包（50 g），低脂牛奶（250 mL） 3 种蔬菜 150 g

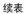

续表

餐次	食物
午餐	米饭（大米 125 g），清蒸鲈鱼（鲈鱼 150 g），木耳青菜（木耳 5 g，青菜 100 g），蒜泥拌海带丝（大蒜 10 g，海带丝 100 g）
加餐	香蕉 100 g
晚餐	米饭（大米 125 g），肉末豆腐（瘦猪肉 50 g，豆腐 150 g），胡萝卜西蓝花（胡萝卜 30 g，西蓝花 100 g），番茄冬瓜汤（番茄 50 g，冬瓜 100 g）
一日三餐所含营养成分	总热量 1834 kcal，脂肪 43 g，糖类 289 g，蛋白质 73 g，胆固醇 257.6 mg

体重偏低者：除三餐外，可分别在上、下午或晚上加 2~3 餐点心；而正餐中每天增加蛋、奶、鱼、肉等优质蛋白丰富的食物，对于食欲差的病人可以用一些高能量、高蛋白的肠内营养制剂。（表 7-3）

表 7-3　高能量高蛋白食谱举例

餐次	食物
早餐	八宝粥（大米、紫米、花生、红枣等 50 g），鸡蛋（50 g），肉包子（面粉 70 g，鲜肉糜 30 g），肉松 20 g，蔬菜适量，植物油 8 g
加餐	牛奶 250 mL，苹果 125 g

续表

餐次	食物
午餐	二米饭（大米 100 g，小米 50 g），红烧鱼（鱼 150 g），香菇菜心（香菇 20 g，青菜 100 g），凉拌黄瓜（黄瓜 100 g），植物油 9 g
加餐	红枣藕粉（藕粉 20 g，糖 15 g，枣 3 个）
晚餐	肉末卷（白面 100 g，鲜肉糜 20 g），香菇蒸鸡（干香菇 20 g，鸡块 100 g），豆腐干炒番茄（豆腐干 50 g，番茄 150 g），扁尖冬瓜汤（冬瓜 100 g），植物油 8 g
加餐	豆浆 250 mL，全麦饼干 50 g
一日三餐所含营养成分	总热能 2724 kcal，糖类 374.6 g，蛋白质 122.6 g，脂肪 81.7g

（2）适当增加蛋白质摄入量：乳、蛋、鱼、肉、豆是优质蛋白质来源。总体上说，动物蛋白质优于植物蛋白质，乳清蛋白优于酪蛋白。荤素搭配（荤：素 =1/3 ： 2/3），控制红肉（猪肉、牛肉、羊肉）及加工肉如香肠、培根、火腿等摄入。

（3）饮食多样化，增加水果蔬菜摄入量：每天蔬菜加水果共要求不少于摄入 5 份（蔬菜 1 份 =100 g，水果 1 份 =100 g）。

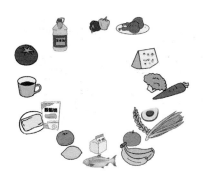

果蔬"五色缤纷"—— 红、白、黄、绿、黑，每天摄入新鲜的五色蔬菜 500 g，能够基本满足人体所需要的维生素、矿物质和膳食纤维，这对肿瘤病人很重要。强调循序渐进的努力是重要的。如将每天蔬菜量由 2 份增加至 3 份或更多，虽不能完全达到目标，但这样做的意义和价值是充分肯定的。

食物"种类繁多"——增加全谷物、豆类、薯类摄入，保证营养均衡摄入也是必须坚持的原则，因为每天食物摄入的种类多少，决定了营养素摄入的多少。

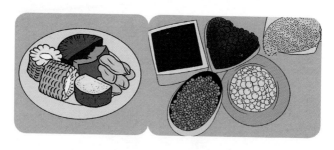

（4）改变不良的生活习惯，戒绝烟草，限制饮酒：保证充足睡眠。保健品不是药品，不滥用保健品。避免含糖饮品。避免过咸食物及盐加工食物（如腌肉、腌制蔬菜），养成口服营养补充的习惯。最好不饮酒，如果饮酒，每天饮酒量，男性不超过 100 mL，女性不超过 50 mL，以无添加剂的红酒为佳。

（5）积极运动，促进胃肠功能恢复：适量运动有助于胃肠蠕动和消化液分泌，能够帮助食物的消化吸收。肿瘤病人家庭运动不应拼强度，以有氧运动为好，每周主动运动不少于 5 次，每天30~50 分钟的中等强度运动，以微微出汗为好。即使是卧床病人也建议进行适合的运动（包括手、腿、头颈部及躯干的活动）。肌肉减少的老年病人提倡抗阻运动。

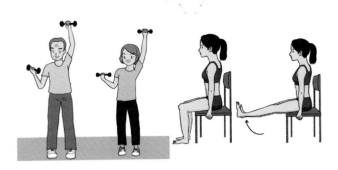

（6）保持好心情，愉快进餐：进餐时的好心情可以让身体的新陈代谢速度更快，消化器官发挥最佳功能。身体舒畅，也可以带动精神愉快。肿瘤病人在家进餐时，家人吃饭时要创造愉悦气氛（注意不要太刻意和夸张）。与家人共同进餐时尽量创造轻松、愉快、专注的就餐环境和气氛，多聊些高兴的事，少聊些疾病的事。在餐桌上不过分关心和点评哪一种食物的抗癌效果、营养丰富等，任何一种食物都有不同的营养价值，均衡饮食可以帮助疾病恢复，维持健康体质。

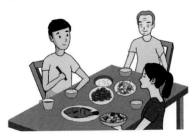

与家人共同进餐可增进病人食欲，有利于消化，交流感情。

（7）刻意追求，未必有好的效果：很多病人家属得知了患病的情况后，第一时间会想到求助，到处询问什么食物能够让病人好起来？这也是营养师在实际工作中经常被问及的问题。其实关于肿瘤的病因至今尚未完全明了，预防的根本在于养成良好的生活习惯、运动、戒烟限酒、心理健康。而患病后把希望寄托在某一种食物和药膳上的方法不是科学的选择。饮食的大起大落，改变太多，会无形中增加病人心理压力，还是尽量保持以前的饮食习惯更好些，但是应及时纠正不良的饮食习惯，如经常吃霉变、油炸、熏烤、腌制的食物等。

小结：对需要进行居家营养治疗的肿瘤病人，应该避免进入盲目、盲从和过度的误区，让专业医生和临床营养师先对病人进行专业的营养评估和个体化指导，提出一个符合病人的营养治疗方案，把"好钢用到刀刃上"，以不浪费资源，达到改善病人体质和生活质量的目的。

第二节　适合肿瘤病人采用的营养烹饪技巧有哪些？

　　中国饮食之所以有其独特的魅力，关键就在于它烹饪方法的调和之味，可以把不同的食物交织融合在一起，使之互相补充，互助渗透，水乳交融，既增进食欲，又可以使各种食物的营养价值充分体现，但是一些烹调方法会破坏这种平衡，从防癌、抑癌的角度应尽量避免由于烹调可能产生的致癌物质，哪些烹调方法更为合理呢？

1. 适合肿瘤病人的合理烹调方法有哪些？

　　国外的一项研究表明采用，蒸、煮这样的方法远好过炒、煎、炸、熏、烤。烹饪中蒸、煮的方法对营养素中的糖类及蛋白质只起到部分水解作用，对脂肪影响不大，但会使水溶性维生素如：维生素 B_1、维生素 C 及矿物质（钙、磷等）溶于水中。煨的方法可使水溶性维生素和矿物质溶于汤内，只有一部分维生素会损失。

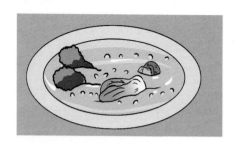

2. 怎样远离不当的烹调方法?

下面这些烹调方法弊大于利:烧烤、油炸、烟熏食物在烹调过程中的烘、烤、炸、熏等工序可使食物中产生多环芳烃(PAH),杂环胺(HCA)及 N- 亚硝基化合物。PAH 中有代表性致癌物质 3,4- 苯并芘。食物熏烤时的高温可使 3,4- 苯并芘的含量增加:红烧猪肉 3,4- 苯并芘含量为 0.04 μg/kg,烤肉 3,4- 苯并芘含量为 1.99 μg/kg,烧焦的肉 3,4- 苯并芘含量为 35~99μg/kg。

据分析:1 kg 熏羊肉中 3,4- 苯并芘含量 =250 支卷烟。

富含蛋白质的鱼、肉、豆制品等食物,当煎炸温度超过 200℃时 HCA 会快速上升,这种物质也具有强致癌和致突变的作用。

结论:PAH 和 HCA 都可以引起实验动物多

部位的癌症，特别是在膳食结构脂肪水平占总能量 40% 时可大大促进癌的发生，因此肿瘤病人的居家饮食要坚持适量摄入高脂肪食物，尽量减少这些 "垃圾的烹调方法"。

3. 怎样使菜肴保留更多的营养素？

食物在烹调时损失一些营养素是不可避免的，但如采取一些保护性措施，则能使烹调菜肴保存更多的营养素，有哪些方法能够有这样的效果呢？

（1）上浆挂糊：原料先用淀粉和鸡蛋上浆挂糊，不但可使原料中的水分和营养素不致大量溢出，减少损失，而且不会因高温使蛋白质变性、维生素被大量分解破坏。

（2）加醋：由于维生素具有怕碱不怕酸的特性，因此在菜肴中尽可能放点醋，即使是烹调动物性原料，醋还能使原料中的钙被溶解得多一些，从而促进钙的吸收利用。

（3）先洗后切：各种菜肴原料，尤其是蔬菜，应先清洗，再切配，这样能减少水溶性原料的损失。而且应该现切现烹，这样能使营养素少受氧化损失。

（4）急炒：菜要做熟，加热时间要短，烹调时尽量采用旺火急炒的方法。因原料通过明火急炒，能缩短菜肴成熟时间，从而降低营养素的损失率。据统计，猪肉切成丝，用旺火急炒，其维生素 B_1 的损失率只有 13%，而切成块用慢火炖，维生素损失率则达 65%。

（5）勾芡：勾芡能使汤料混为一体，使浸出的一些营养成分连同菜肴一同摄入，但要注意出锅再放盐。

（6）慎用碱：碱能破坏蛋白质、维生素等多种营养素。因此，在焯菜、制面食，欲致原料酥烂时，最好避免用纯碱（或苏打）。

4. 怎样选择肿瘤病人的食用油？

食用油是中国人烹饪饮食中必不可少的，市面上散装花生油存在黄曲霉素超标隐患的问题会偶尔被人们提及，对于健康人群和肿瘤病人，选择食用油更应谨慎，肿瘤病人怎样选油？

一是选好油。多选用新鲜压榨的 ω-3 多不饱和脂肪酸的食用油如亚麻油、紫苏油、低芥酸菜籽油等食用油，这些油脂经常食用对免疫调节有一定作用，含有 EPA 和 DHA 的深海鱼油则具有多种有益的功能，研究表明，DHA 能促进 T 淋巴细胞的增殖，提高细胞因子 TNF-2、IL-1β 和 IL-6 的转录，而这些细胞因子表达的提高可以促进免疫系统的功能，从而提高免疫系统对肿瘤细胞的杀伤力。

也有研究显示：DHA 和 EPA 结构中含有多个双键，是脂质过氧化的天然底物。能提高肿瘤细胞对治疗药物的敏感性，促进肿瘤细胞的凋亡。

二是选有抗癌作用的油。橄榄油富含单不饱和脂肪酸和大量的角鲨烯、黄酮类物质和多酚化合物，能抑制肿瘤细胞生长，降低肿瘤发病率。大量实验证明，食用橄榄油的地中海地区居民，肺癌的发病率比美国要低 50%。用橄榄油涂抹皮肤能抵御紫外线，防止皮肤癌。坚持每天食用一次以上的橄榄油，乳腺癌的患病概率可降低 45%。常食用橄榄油做出的食物能使患结肠癌的概率减少 50%。由于橄榄油中的脂肪酸有抗脂质过氧化物作用，并含有微量元素，因此坚持每天 1 次，对肿瘤病人有益。而中国的茶油更被称为"东方的橄榄油"。

大蒜精油中含有 S 烯丙基半胱氨酸、二硫烯丙基半胱氨酸，可以阻断 N- 亚硝基化合物的产生及抑制其他致癌物质的诱变，阻断强致癌物亚硝基化物和亚硝胺的产生。由于大蒜中有机硫化物改变亚硝酸盐代谢方式，只需每天 5 g 大蒜可阻断 N- 亚硝基化合物的产生，有一定的防癌抑癌作用。

三是少用油。《中国居民膳食指南》（2016）建议，每天植物油摄入量应控制在 25~30 g，好的方法是适量用油，过量吃油会给肿瘤病人带来隐患和危害。

四是不吃高温油。近来关于"油"的新闻事件层出不穷，就有关于油炸食物中油品质的问题存在，油脂在高温长时间使用后，过氧化脂质含量升高，产生丙烯醛等对人体有害的物质，引起健康问题。而以这些油炸肉类为主的快餐，有些从业者基于成本的考量，选择既便宜又耐炸的棕榈油或氢化植物油。虽然棕榈油及氢化植物油也是植物性油脂，但它们的饱和脂肪酸含量与猪油相当，氢化植物油更含有反式脂肪酸，经常吃油炸烹调的食物会增加饱和脂肪酸的摄取，而经常或大量食用面包、蛋糕和中西式糕饼中的起酥油、人造奶油、人造黄油也可能摄入大量反式脂肪酸，

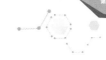

影响健康。

小结：肿瘤病人居家烹调食物尽可能地选择新鲜、安全、粗加工的各种食物，尽量避免使用添加防腐剂、保鲜剂、农药残留过多的食物，在烹调中最大限度保留食物的原汁原味，使烹饪的食物既美味可口又尽可能地保留其营养成分为人体所用。在用油原则上，一定要依从减少用油量的烹调方式：冷锅冷油，减少高温炒炸、大油烟量的烹调方式，坚持养成良好的用油习惯。另外，每天吃一小把坚果；如南瓜子、杏仁、核桃、腰果、开心果等，这些坚果内含丰富的植物性蛋白质及抗氧化物如维生素E、单不饱和脂肪酸、植物性固醇和多酚类、膳食纤维等抗癌成分。

第三节 怎样选择肿瘤病人的家庭 烹调用具？

1. 用微波炉烹饪食物会导致癌症吗？

不会，微波与食物接触时产生的热能将食物快速煮熟，其烹饪过程不会产生致癌物质，并且烹饪所需时间较短，因此还能保留较多维生素。经实验证明：用微波炉烧45秒的咸肉还不会产生致癌物质亚硝胺，但是用其他煎锅煎或烧咸肉，在160℃时每10亿份亚硝酸盐可产生8份亚硝胺，178℃时则可产生18份亚硝胺，而亚硝胺是众所周知的致癌物质。

2. 用什么锅烹调食物好呢？

铁锅比铝锅好。铁锅烹调食物能增加食物中铁的含量，长期使用对身体有益。铝锅烹调含酸和含碱的食物时，容易使铝元素溶解并进入人体，破坏人体内负责细胞能量转换的三磷腺苷，妨碍细胞的能量转换过程。铝的过度沉积还会使人的思维能力变得迟钝。

（1）不粘锅烹调食物是不是很好呢？不粘锅聚的涂层是四氟乙烯（俗称特氟龙），有耐酸碱、不沾油污的特点，在250℃以下无明显热解现象，但是400℃高温4小时会产生对肺部有强烈刺激作用的水解性氟化物，因此使用时注意不要过度加热。

（2）搪瓷锅烹调食物是不是很安全呢？许多搪瓷锅的原料都含有铅化合物，如氧化铅、二氧化铅、三氧化二铅、硅酸铅。如果铅化合物过量，经人体消化道吸收，会引起贫血、神经衰弱、腹绞痛等铅中毒症状，因此要选择质量达标的搪瓷锅为宜。

小结：炊具和餐具在食品的加工和进食中都起着很重要的作用。在炊具选择上多选择铁具、不锈钢、玻璃的。在烹调食物的用具选择上，可选择微波、不粘锅等先进工具。在就餐的餐具选择上，多选择天然纯色的，过多的鲜艳色彩隐藏着一定的健康风险。

第四节　怎样构建完善的肿瘤病人家庭营养支持呢？

1. 家庭营养和住院营养的同步目标是什么？

（1）预防和治疗营养不良或恶病质。

（2）提高抗肿瘤治疗的顺应性。

（3）控制抗肿瘤治疗的不良反应。

（4）改善生活质量。

2. 家庭营养团队的主要组成成员包括谁？

医生：在营养支持团队中医生负责整个营养

治疗团队。

营养师：负责提供营养评估、膳食管理计划和肠内肠外支持方案制订。

药剂师：负责鉴别肠内、肠外营养液的不相容和药物－营养素相互作用。

护士：负责建立营养支持途径以及给予食管／静脉导管／导尿管等相关护理工作。

社会工作者：为病人提供社区咨询、参与社会援助服务，帮助病人和医务人员完成营养支持计划。因此，依据科学的营养信息指导肿瘤病人如何正确饮食、合理营养非常必要。团队中所有成员都担当病人教育和随访工作，帮助病人在居家营养所有方面进行监督、管理和规范的个体化指导，特别是肿瘤病人需用家庭肠内、肠外营养支持时营养治疗团队的作用不可或缺。

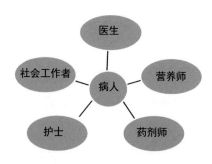

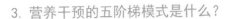

3. 营养干预的五阶梯模式是什么？

家庭营养干预治疗同样应该遵循五阶梯治疗模式。

首先选择饮食＋营养教育，然后依次向上晋级选择饮食＋口服营养补充（ONS）、完全肠内营养（TEN），部分肠外营养（PPN）＋部分肠内营养（PEN）、全肠外营养（TPN）。当下一阶梯不能满足 60% 目标能量需求 3~5 天时，应该选择上一阶梯。

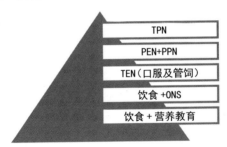

4. 怎样才能做好家庭营养管理？

家庭是营养管理的基础，是实现肿瘤病人自我营养管理的重要场所。随着我国国民整体文化水平和科学素养的日渐提高，家庭管理在整个营养管理中扮演的角色也会越来越多。

家庭营养管理以 HOME 的英文字母表述

如下：

H：健康生活及健康生活方式。养成良好的健康生活习惯，遵从健康生活方式是家庭营养管理的最重要内容，更是营养预防和营养治疗的核心内容。

O：口服营养补充（ONS）。需要营养支持的病人养成科学选择，养成口服营养补充的良好习惯，学会家庭营养管理是很重要的内容。

口服营养补充制剂应注意：

咨询专业的医生和临床营养师，而不是"道听途说"。

更多的选择——整蛋白营养均衡型。

良好的适口性——有利于病人耐受。

均衡营养更符合人体代谢——有利于消化吸收。

小剂量开始——逐渐增加，让病人适应。

同类、少量、多选——如果一种吃烦了，可以换换口味。

针对病情选择——最需要的、最适合的才是最好的。

M：备忘录。家庭营养管理的一个重要内容

是学会记录。

每周记录自己的体重。

每天记录自己的摄食量、大小便。

记录饮食、ONS 后的不适症状和不良表现。

良好的记录有助于家人和医务人员及时、准确判断病人的营养状况和疾病状态。记录的内容不仅仅局限于营养状况，还包括生命体征等。非自主性体重下降、持续食欲下降及摄食量减少时，应该及时到社区卫生服务机构就诊。

E：运动。运动是个体营养管理的重要内容。研究发现，运动是预防疾病、治疗疾病（包括肿瘤）的有效措施。

具体要求：每天 30~60 分钟、每周 5 次的中等强度运动。

良好的运动习惯有助于减少疾病，促进康复、强身健体。需要注意的是运动一定要量力而行，循序渐进，坚持持久。

小结：家庭营养支持不单纯是延长生命，同样能够达到改善生活质量，让病人恢复社会功能，回归社会的目的，坚持 HOME 管理法则。

第五节　怎样为康复期肿瘤病人制订合理膳食呢？

　　肿瘤病人经过手术、化疗或放疗等治疗措施，到了康复阶段，心理及营养是康复期的主要影响因素，通过营养的改善可以提高免疫力及改善身体的状况。在康复阶段，重点要做到合理搭配饮食中的营养素，预防营养不良，改善生活质量，延长寿命。

　　1. 怎样为影响咀嚼和吞咽功能的消化系统肿瘤病人制订饮食方案？

　　（1）对营养的影响取决于手术部位、手术方式和切除范围。头颈部位疾病、食管切除术等，可能需要继续依赖鼻胃管或鼻肠管途径给予鼻饲流质，可以选择肠内营养制剂或家庭自制匀浆膳，一天6~8次，保证热量及全营养素的摄入。经口饮食的病人进食不足正常饮食量的60%~80%时，需要在饮食中再添加全营养配方的肠内营养制剂1674.3~2511.5 kJ（400~600 kcal）以额外补充。

　　（2）胃切除术后的病人，易引起营养素吸收不良及营养不足，表现为贫血、体重下降等，应少量多餐，选择易消化、含优质蛋白的食物，用家用搅拌机将食物打碎代替胃的机械消化功能，减轻胃的消化负担，适量选择红肉、每周 1~2 次动物血或肝脏补充铁及维生素 B_{12}，食物多样化，保证能量及营养素的摄入。尽可能地避免贫血及体重的下降。

2. 为什么康复期肿瘤病人的体重变化很重要？

没有影响吞咽及咀嚼功能的肿瘤病人，需要预防营养不良，避免体重下降。病人由于食欲不振，摄食的减少，引起体力活动减少，身体衰弱，消化吸收功能的下降，又会进一步造成厌食。肿瘤病人变瘦需要引起足够的重视，因此需要及早预防，重视体重的变化情况，如果体重减轻了一定要早点去看医生或咨询营养科医师。

3. 如何为康复期肿瘤病人搭配饮食中的营养素？

（1）合理膳食，饮食多样化，保证营养素的供给，改善食物的色、香、味、形，改善食欲。

（2）供给充足的热量，可以一天 5~6 餐，避免消化不良，又能保证能量的充分供给，保持合理体重。

（3）选择易消化含优质蛋白质的食物，可选择牛奶、鸡蛋、鱼虾、家禽、瘦肉、大豆及豆制品等，依据病人的营养需要确定数量。例如：每天 300 mL 低脂牛奶或酸奶、一个鸡蛋、75~100 g 鱼虾、50~75 g 瘦的红肉或 50~75 g 去皮禽肉。

（4）蛋白质来源：最好的蛋白质来源为野生的鱼、海产品、螃蟹、海贝，其次为蛋清、鸡胸脯，再次为飞禽。一块扑克牌盒大小的肉，提供 20 g 蛋白质，女性 1 块 / 天，男性 1.5 块 / 天。

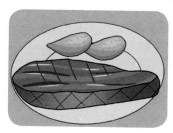

（5）多吃富含膳食纤维、维生素 C、维生素 A 的新鲜的蔬菜、水果及抗肿瘤作用的食物：绿叶蔬菜、番茄、姜、洋葱、蒜、香菇、草菇、杏鲍菇、蘑菇、木耳、银耳、山药、红薯、莲藕、百合、胡萝卜；山楂、猕猴桃、柠檬、苹果、梨、柑橘等新鲜水果。

（6）富含维生素 E 的坚果可以增加热量，提供必需脂肪酸、微量元素锌及钙，可以每天以零食的方式补充。

（7）清淡饮食，少盐，适量植物油的摄入，补充能量及必需脂肪酸的摄入，每天 25~30 mL 植物油，如花生油、豆油、橄榄油、亚麻籽油、茶油等。

（8）酸奶及益生菌，有助于人体消化道有益微生物形成一道生物屏障，改善肠道的微生态，平衡机体的免疫功能，减少化疗、放疗的副作用。

（9）避免含亚硝胺类食物，它增加肿瘤复发的概率，如：经烟熏、烧烤、油炸及加工的肉、鱼食物、腌制的食物、剩菜等，应避免或减少这些食物的摄入。

小结：肿瘤病人的康复期膳食仍要坚持平衡膳食，食物种类多样化，选择安全新鲜的食物，经常选择防癌抗癌的食材，采用健康的烹调方法，吃适宜的数量，维持病人的理想体重，以评价营养康复的效果。

第六节　为什么对康复期的肿瘤病人补充全面均衡的营养更重要?

　　全面均衡的营养摄入是肿瘤病人的治疗和康复的基础。重视食物品种及数量,保证总能量的摄取,避免体重下降,选择新鲜的动物性食物提供优质蛋白质,促进疾病的恢复,限制红肉(猪肉、牛肉、羊肉)摄入,避免加工及腌制的肉制品,多吃各种蔬菜、水果、全谷类或豆类,适量的坚果。肿瘤病人要咨询医生,综合评估病人营养状况,包括人体测量(体重/身高),体重的变化、进食情况、疾病进展,合理安排进食的数量和次数。必要时给予补充医学用途特殊食品(或肠内营养制剂),增强机体免疫力,促进病人康复,降低复发率。

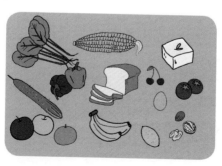

小结：目前的研究发现，人体每天需要 60 多种营养素，肿瘤病人更需要富营养的食物，才能够维持生命，促进健康。

第七节　为什么肿瘤病人也要多参与社会活动？

1. 肿瘤也是慢性病吗？

2006 年以来世界卫生组织（WHO）等国际权威机构纷纷作出纠正，把原来作为"不治之症"的癌症重新定义为可以调控、治疗甚至治愈的慢性病。为什么说癌症是一种慢性病呢？首先癌症具有慢性病的普遍特点，如病因复杂、多种危险因素、长期潜伏、病程较长、造成功能障碍等，癌症其实是一种伴随着衰老而出现的常见疾病。肿瘤和心脑血管疾病等慢性非传染性疾病一样，都是现代人的常见病和多发病。在患病和康复期间，我们该以"普病"的心理去面对癌症的治疗与康复，是战略的轻视，战术的重视。随着医疗技术的进步，癌症的 5 年生存率的提高，使癌症生存者人数出现快速增长。我国的癌症生存者是庞大的群体。肿瘤病人回归主流社会，尽可能和健康人一样的生活和工作是肿瘤病人康复的最终目标，这也是我们常说的提高生活质量的重要内容之一。

肿瘤虽然具有易复发性，但它并不是终身性疾病，是可以康复的。恶性肿瘤的病人5年不复发就等同于痊愈。这是因为如果亚临床灶转移没有被消灭干净，经过5年的增殖，应该已经到了可以确诊的程度，如果5年后没有再发现癌细胞，就可以认为病人已经痊愈了，他们可以像正常人一样自由自在地生活。

2. 社会活动与心理健康对肿瘤病人的影响有哪些？

肿瘤的一个治疗手段是心理治疗，重返社会，即回到治疗前的生活中去是一种重要的心理治疗手段。康复后的肿瘤病人，完全可能恢复正常的社会工作，但是病人及家人常常担心癌症的复发，人们对癌症病人的偏见或过度同情和过度关照，让肿瘤病人无法回到社会大家庭，促使他们成为社会的弱势群体。很多病人发现肿瘤后就停职在家庭休息，病人家属出于关心亲人，也要求亲人辞职回家，其结果往往适得其反，不利于身体的康复。癌症病人需要的是平常心对待，过度的关心会增加他们对癌的恐惧，让他们丧失社会存在感。

3. 为什么肿瘤病人也要劳逸结合？

回到正常的生活工作中去的目的是通过正常的工作生活，转移病人的注意力，忘掉自己是肿瘤病人，培养自己的兴趣爱好，为自己设立一个目标，把自己的注意力集中在一个感兴趣的地方，有助于疾病的康复。在回归社会的过程中，要根据自己的身体情况，本着条件允许、适度而为的原则，应咨询医生的意见，尽可能做一些力所能及的事情，参与一些家务劳动或社会活动，这样不仅有利于身体的康复，同时有利于心理的康复。重返工作要注意劳逸结合，太重的体力劳动、太大的工作压力、太强的职业挑战对肿瘤病人同样是不利因素。

小结：癌症是一种慢性病，我们必须消除误区，调整心态，积极地应对，主动地减少致癌的危险因素，避免致癌的不良行为，如：戒烟，良好的心态调整，建立好的饮食习惯及生活方式。同时病人也需主动参与肿瘤康复组织的活动，与他人进行交流沟通，以获得心理上的支持，社会或他人的帮助，保持良好的人际关系和社会交往，以健康的心态踏上康复之路，走向健康的未来！

第八节　肿瘤病人可以吃"发物"吗？

　　老百姓中流行着这样一种说法："生了癌症（肿瘤）就绝对不能吃海鲜，吃了会复发。"而在临床工作中，也时时会有病人这样问："我没什么可吃的了！""我很想吃海鲜，能吃吗？会复发吗？"肿瘤病人是否需要绝对的忌口是一个很重要又很复杂的问题，几乎所有病人及家属都要提出询问。常言道："三分医，七分养。"

　　1. 何为"发物"？

　　所谓民间流传的"发物"不能乱吃。这些食物多指水产品中的带鱼、鳝鱼、蛤蜊、螃蟹、虾，畜肉类的羊肉、牛肉、驴肉等，蔬菜中的韭菜、芹菜、香菜等。其实，发物主要是指能使疾病加重，诱导旧病复发的食物。现在看来有些是与过敏性疾病有关，如哮喘、荨麻疹等，有的是与外证疮、疡、脓毒症有关，但与癌症发生发展，没有确切的证据支持。

2. 蛋白质可以提高身体的免疫力吗？

肿瘤的转移或复发，是因为机体免疫功能紊乱或低下，尤其是细胞免疫功能低下所致，这些"发物"不仅不会降低免疫功能，却因含优质蛋白可以很好地改善机体免疫力，促进生理功能的恢复和提高。因为蛋白质是身体重要组成部分，不仅维持肌肉的力量，还是免疫及代谢重要的酶的组成部分。鱼类含有的胶原蛋白、硫酸软骨素、多糖及丰富钙质等有效成分还有抗肿瘤作用。

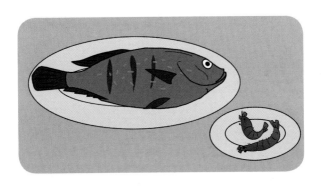

小结：饮食是疾病康复中的重要环节，对于肿瘤病人来说，不能过分苛刻忌口发物，盲听盲从导致一些食物摄入减少，发生营养失衡，导致肿瘤的复发。

（吕春萍　陈玲玲）

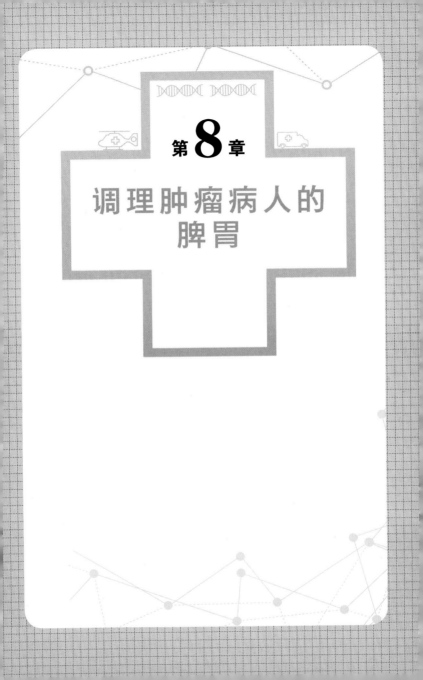

第 **8** 章

调理肿瘤病人的脾胃

第一节 如何调理肿瘤病人的腹胀?

目前肿瘤治疗的三大主流方法为放疗、化疗、手术治疗,抗肿瘤治疗的副作用大大摧残了病人的身体功能,尤其是胃肠道功能,腹胀是最常见的症状之一。中老年恶性肿瘤病人比例较高,老年人脾胃功能失调也较多,往往治疗前就有胃肠功能不健全,加之肿瘤病人普遍存在食欲不振的情况,营养素摄入不足,术后或其他治疗又对脾胃进行了一次打击,极易造成胃肠功能紊乱,其中腹胀又使病人深感痛苦。解决肿瘤病人的腹胀问题,对改善病人的治疗感受,提高病人依从性,提高病人生存质量,延长病人生存期有很重要的意义。

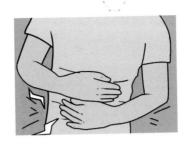

1. 引起腹胀的主要原因有哪些？

（1）消化道积气：指非机械性压迫引起的肠麻痹，是由于肠道蠕动功能减弱甚至消失的结果。一般继发于腹腔炎症、电解质紊乱、药物副作用等。

（2）腹腔内积液：晚期肿瘤病人血白蛋白减低、严重肝脏疾病及腹腔内肿瘤等均可以导致腹水的形成，大量的腹水不仅占据了腹腔空间，造成腹胀，同时腹水压迫肠管，使肠道蠕动能力下降，排空作用减弱，肠道气体滞留，进一步造成消化道积气，加重腹胀。

（3）肿瘤压迫：肠道内肿瘤本身就可以阻塞肠道，造成梗阻，形成腹胀。另外腹腔内脏器包括肝、胆、胰腺、脾脏、肾脏以及肠道等，相互之间关系极为密切，某一脏器发生病变，往往会影响其他脏器的功能。如胰腺癌病人因病情进展，肿瘤压迫肠管，可以引起不全或完全性肠梗阻，盆腔内的巨大肿瘤如卵巢癌等也可以压迫肠道造成梗阻，继而形成腹胀。

（4）肿瘤术后继发：消化系统肿瘤切除手术也是造成腹胀的常见原因之一，多为手术创伤引起的吻合口水肿、肠道炎性渗出粘连、术后饮食不合理造成肠道功能紊乱等，但一般多为短期内腹胀，且症状不显著，少数可发展为肠梗阻，需要进一步手术处理。

2. 如何正确饮食来缓解腹胀？

腹胀的困扰让病人苦不堪言，想吃又吃不下，那个着急啊！西医营养似乎很无助，西药又有副作用，何不给自己一次机会，好好食养一下，众所周知"寓医于食""医食同源"，正如孙思邈在《千金要方·食治》所说："食能驱邪而安脏腑，悦神爽志以资气血。"扁鹊道："为医者当须先洞晓病源，知其所犯，以食疗不愈，然后命药。"因此，为了改善病人腹胀，我们还需重新认识这些家常食材，量体裁衣制订科学有效的食养方案。

（1）多吃护胃、补气和顺气食物：有些食物有养胃、补气和顺气作用，比如山药健脾胃、益肾气，可促进消化吸收，其所含的黏液质也有保护胃壁的功效；白萝卜可顺气，但要熟着吃。此外，山楂、洋葱、大蒜、胡萝卜、猴头菇等对胃肠养护都有益。但针对不同类型腹胀有不同的调理方法。

　　如何调理气虚型腹胀？恶性肿瘤病人久病体虚，或营养不良者常表现出气虚证。老年恶性肿瘤病人年老体弱，要遵循治疗气虚，固护脾胃的思路。同样也适用于手术后病人的正常胃肠道，他们的生理功能受到破坏，对病人的营养摄取有较大的干扰，正气虚损，脾胃虚弱。此时食疗应以扶助正气、补益脾胃为主。食疗常用食材、药材有桂圆、鸡肉、牛肉、人参、党参、西洋参、白术、山药、大枣、蜂蜜等。下面介绍几个常用的食疗或药膳方。

　　异功散：人参、炙甘草、茯苓、白术、陈皮各等份，制为细末。每次 6 g，用水 150 mL，加生姜5片，大枣2个，同煎至100 mL，饭前温服。亦可取饮片直接用水煎服，具有补气健脾、调节胃肠功能、增强体质并且延长病人的生存期。从中医思路来讲，本方主治脾胃气虚兼有气滞的病证，症见面色苍白，四肢无力，胸脘胀闷不舒，饮食减少，肠鸣泄泻，或兼有嗳气、呕吐等表现。本方组成药材多为药食两用，对于虚弱的恶性肿瘤病人比较适宜。

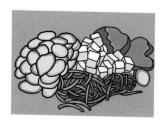 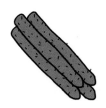

柚子肉炖鸡：柚子1个（去皮留肉），雄鸡1只（约500 g）。去毛脏洗净，共炖饮汤食肉。鸡肉具有补气的作用，柚子则可以理气，由于气虚而造成腹胀的病人，往往也有气滞的表现，补气的同时理气，效果更佳。

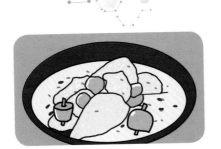

百合薏仁莲子羹：薏苡仁、百合、莲子、红枣洗净；冰糖取适量冲洗下即可；莲子尽量使用去芯莲子，莲子芯过苦，有些病人不接受。薏苡仁、百合、莲子、红枣一起入锅，加水 9~10 小碗，大火烧开后小火煲 1~2 小时，起锅前 10 分钟加入冰糖即可。

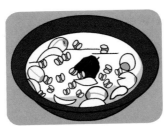

桂浆粥：取肉桂 5 g，煎取浓汁去渣，再用粳米 100 g 煮粥，待粥将成时调入桂汁及红糖适量。肉桂益气温阳，适合体虚的病人。

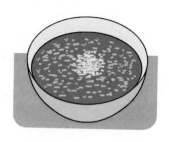

如何调理气滞型腹胀？气滞型腹胀一般见于年轻病人或较为轻症的病人，身体素质尚可，相比老年人更能接受行气或破气药。引起气滞的原因多为两种：

一是脾失健运，中气不足。临床症见纳差、乏力气短、形体羸瘦、头晕目眩等。调理原则为健脾益气，饮食以泡饭、粥等软质易消化食物为主，宜进食生姜、无花果、麦芽、山楂、山药、扁豆、蜂蜜、鸡内金、瘦猪肉、鲫鱼、银耳、香菇、牡蛎、芦笋、菱角、杏仁、白萝卜、生姜、陈皮、桂皮、丁香、桃仁等食物或药物。禁止食用坚硬、油腻、生冷食物。常见食疗或药膳方如下：

姜橘饮：生姜 60 g，橘皮 30 g。水煎取汁，代茶饭前温饮。理气健脾，临床对于消化不良、胃肠功能紊乱也可用。也可以直接用陈皮煎水服用，更为方便。

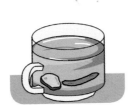

槟榔粥：槟榔 10 g，大米 100 g。将槟榔择净，放入锅中，加清水适量，浸泡 5~10 分钟后，水煎取汁，加大米煮为稀粥即成，每天 1 剂，连续 2~3 天。但需要注意的是，槟榔理气效果强，属于破气药，脾虚便溏病人禁用。过为虚弱、孕妇、老年病人尽量不要使用。

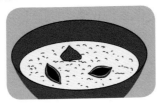

白萝卜汤：白皮萝卜 500 g，切滚刀块，加入清水文火煮 30 分钟，加入少许盐调味，术后 6 小时就开始食用白萝卜汤，每次 80~100 mL，每天 2~3 次，汤内的白萝卜作为正餐辅菜食用。有实验证明，用白萝卜汤食疗预防一些术后腹胀安全有效，术后肠功能恢复早，可降低部分术后腹胀的发生率。

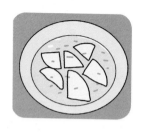

淮山药粥：粳米 150 g，山药干 50 g，将淮山药切成薄片；粳米洗净；将粳米、淮山片放入锅内加水适量；置武火上烧沸，再用文火熬熟即成。治疗疾病不建议用食用的普通山药，效果不明显，而用中药店常见的淮山药片或淮山药粉熬粥更好。这种方法对消化系统正常，只是胃肠功能暂时被麻醉药物抑制的病人比较适用，因此对消化系统方面的肿瘤病人来说，治疗效果可能不算理想。

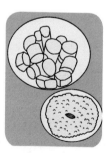

香砂藕粉：取砂仁 1.5 g，木香 1 g，研成细末，与藕粉 30 g 和匀，开水冲服，每天 1~2 次，有理

气的作用，藕粉护胃，对于肠道的损害有一定修复作用。

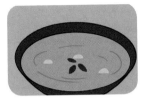

二是肿瘤病久、情志抑郁。一定要重视恶性肿瘤病人的情绪疏导，情志因素所导致的肝郁气滞，继而引起腹胀的情况并不少见。常见的食疗和药膳方：

佛手茶：鲜佛手 25 g（干品 10 g）。代茶饮即可。功效：疏肝解郁、行气止痛，适用于肝郁气滞、肝脾不和的腹胀。

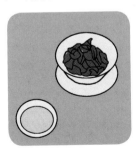

二花茶：月季花 9 g，玫瑰花 9 g，红茶 3 g。制成粗末，用沸水冲泡 10 分钟，温饮。

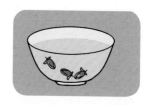

（2）不过量摄入高纤维食物：吃过量高纤维食物容易在胃肠道内产生大量气体。例如麦麸的纤维含量高达31%，笋干达到30%，辣椒超过40%，其余含膳食纤维较多的有蕨菜、菜花、菠菜、南瓜等，各种杂粮如荞麦面、玉米等。吃这些食物要注意粗细搭配，不能过量。

（3）改变不良饮食习惯：狼吞虎咽，快速进食等不良饮食习惯会将气体带入肠道，易产生腹胀。另外，碳酸饮料、啤酒、富含果糖或山梨醇的甜点或饮料等，也容易产气导致腹胀。

（4）针对个体远离腹胀食物：个别人有习惯性胃肠胀气，除了以上食物外，还应在生活中注意观察了解，哪些食物容易引起腹胀，那么就应该在饮食生活方面尽量少吃该类食物。因为个体差异，每个人对食物的敏感性不同，必要时可以做记录，了解掌握自己腹胀与进食的关系。

3. 哪些食物容易产气，宜适量食用呢？

（1）高淀粉类的食物：土豆、红薯、芋头、南瓜、板栗等，这些食物含丰富的淀粉类、膳食纤维，如果大量食用，经肠道细菌充分发酵之后会产生多量的硫化氢、氨气，如一时排不出去，蓄积在肠道之中，便会引起胃肠道胀气。

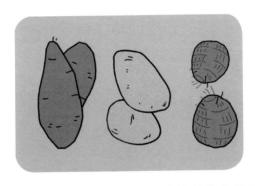

（2）大豆类：整粒大豆中有数种抗营养因子，其中两种是与胃肠道有关的，一种是胰蛋白酶抑制素，是能抑制体内蛋白酶活力的一种物质，如摄入过多，会影响人体对蛋白质的消化，对胃肠道有刺激作用；另一种是肠胃胀气因子，它能使人体产生胃肠道胀气、腹泻以及消化不良等现象。豆类最好与容易消化的米饭等食物搭配食用。

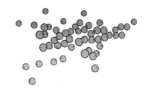

（3）十字花科蔬菜：如西蓝花、花椰菜、甘蓝和卷心菜中含有一种复合糖，称为蜜三糖，这种糖比其他种类的糖更难被人体吸收，当摄入过量，许多糖在肠道内很难被吸收，就会产生气体引起腹胀。

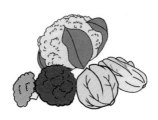

（4）乳糖不耐受：吃过奶酪或喝完牛奶感觉肚子胀气，可能是乳糖不耐受所致。可以饮用几乎不含乳糖的牛奶、酸牛奶或者吃一些能帮助分解乳糖的乳糖酶。

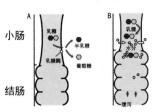

乳糖耐受者　　　乳糖不耐受者

（5）吃盐太多：我国居民的饮食多半以高盐为主，如果过量摄入过咸食物，同样会引起腹胀。尤其是一些腌制食品、熏烤食品等，其中的含盐量更是超标，应该尽量少吃。而且在购买食品时，多注意阅读食物营养标签，同类食品中选择每份钠含量较少的为宜。同时在烹饪食物的时候也要注意控制食盐的用量。

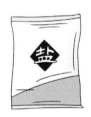

（6）碳酸饮料：各种各样的碳酸饮料是很多人都非常喜欢喝的一种饮品，例如雪碧、可乐等，这种碳酸饮料中"嘶嘶"的气泡气体，进入消化道后就会出现腹部胀气等不适。

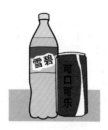

（7）富含膳食纤维的蔬菜：像牛蒡、芹菜、菠菜这些富含膳食纤维的蔬菜，对健康是很有裨益的。但这类蔬菜摄入过量也会导致腹胀。

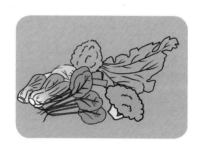

（8）五谷杂粮：五谷杂粮富含膳食纤维。特别是过量食用燕麦、全麦粉等制成的食物，如燕麦粥、全麦面包、荞麦面条等，比细粮中的白米、白面较易引起腹胀等不适。

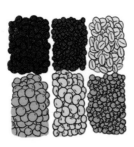

小结：腹胀是多种原因导致的腹部胀满的症状，严重者会影响进食，在其改善中需寻找根源，从根进行食疗和治疗，并让病人养成良好的生活习惯，如锻炼身体、平衡心态、愉悦心情、规律进食、会正确选择食物等。

第二节 如何调理肿瘤病人的腹泻？

恶性肿瘤病人常常出现腹泻，临床上称为瘤相关性腹泻，这种腹泻可以是肿瘤本身所致，也可以是各种肿瘤治疗手段所引起，严重影响病人的生活质量和治疗效果，重者甚至可能危及生命。认清病因，有利于及时控制肿瘤本身引起的腹泻。

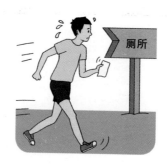

1. 引起腹泻的主要原因有哪些？

（1）引起腹泻的疾病原因：大肠癌最常见的症状是排便习惯与粪便性状改变，除了血便、脓血便和顽固性便秘之外，还可表现为腹泻，或腹泻与便秘交替，这主要是因为肿瘤表面糜烂。事实上，消化系统，尤其是胃肠道中的恶性肿瘤如胃癌、结肠癌、直肠癌极易发生腹泻。不过，这类恶性肿瘤容易引起人们的重视，一般误诊率不高。最容易迷惑人们的是其他部位恶性肿瘤引致的腹泻，不易引起人们的警觉。举几个例子，让大家有所防范。

1）肺癌：某男性肺癌病人，无诱因经常腹泻，水样便，经多种治疗效果不佳。后来病人有少量咳血，即行 X 线摄片，证实为左下肺癌。生理病理证明，某些肺癌细胞可产生各种调节肽，如促肾上腺素、甲状旁腺激素、降钙素、抗利尿激素以及5-羟色胺等，这些激素直接进入血液循环，使人出现类癌综合征，腹泻就是一个突出症状。

2）肝癌：某女性肝癌病人，每天腹泻2~3次或20~30次不等，全是水样腹泻或黏液糊状大便，但细菌培养并未发现致病菌，镜检也只有少数白细胞，甚至完全正常。

有研究表明，大部分的原发性肝癌在确诊前3个月就有腹泻。目前比较一致的看法是，肝癌常伴有肝硬化，造成门静脉高压或栓塞，导致肠壁淤血、水肿、蠕动加快，消化吸收与内分泌紊乱，因而易发生腹泻；慢性病病人小肠内细菌过度繁殖，分泌大量的肠毒素，促进肥大细胞增殖，释放组胺，使肠黏膜变性水肿及通透性增加，水分进入肠腔引起腹泻。此外，肝癌病人胆盐缺乏，可致脂肪吸收障碍，再加上饮食不当，容易引起消化不良性腹泻。

3）甲状腺髓样瘤：本病占全部甲状腺瘤的3%~9%，该肿瘤除分泌降钙素外，还可以产生其他具有生物活性的物质，许多病人可发生腹泻。肿瘤切除后腹泻可消失，肿瘤复发或转移后腹泻又再出现，多并有面、舌等多发神经痛的表现。腹泻的原因是癌组织分泌前列腺素，影响血管收缩的肠肽或 5- 羟色胺所致的肠蠕动亢进而发生腹泻。检查本病的最好方法是测定基础的和应激反应的血清降钙素水平，正常值为 0.02~0.4 ng/L，而这类病人可达到 540 ng/L。

4）生长抑素瘤：本病是胰岛细胞分泌大量生长抑素引起的糖尿病，胆道结石及消化不良为主的综合征。80% 为恶性，好发于 45~75 岁女性。引起腹泻的原因可能与肿瘤分泌多种激素或激素类物质有关。除此之外，胃泌素瘤、胰腺类癌等都可因分泌异位激素导致轻度、中度或严重腹泻。

（2）引起腹泻的治疗原因：

1）手术：肠道肿瘤手术治疗时，一般都要切除部分或大部分肠段，造成肠道功能改变和肠黏膜吸收面积减少，从而导致腹泻，多属于吸收不良性腹泻，常见于结肠癌、小肠肿瘤及直肠癌。

2）化疗：大多数肠道恶性肿瘤病人术后需要接受化疗，许多化疗药对肠壁有毒性作用，可损伤肠道上皮细胞，增加肠管蠕动，影响水分和营养物质吸收，从而导致腹泻。还有一种腹泻是菌群失调导致的，大便化验会发现，便里的细菌减少或细菌比例失调，还能看到脱落的肠黏膜，临床上这种情况称为"菌群失调"。什么意思呢？在正常条件下人体肠道内经常存在着对健康无损害的各种细菌，称为正常菌群，例如经常出现在酸奶广告中的双歧杆菌就是其中之一，这些细菌不仅与人体保持平衡状态，而且菌群之间也相互制约，以维持相对的平衡，保证肠道健康。长期放疗、化疗，或抗生素的应用会使正常菌群受到抑制，而未受到抑制的耐药细菌趁机大量繁殖成为新的优势菌从而致病，发生菌群失调。不明原因的病人可能会自行用药，但却越来越重，乃至耽误病情，甚至危及生命，应该在医生的指导下服用益生菌调节肠道菌群，使其恢复平衡，从而加快腹泻痊愈的速度。因此，长期用药的病人，如果出现腹泻一定要去医院检查，切不可自行盲目用药，大便的化验是必不可少的，只有明确了病因才能有的放矢，给予正确的治疗使疾病痊愈。

3）放疗：有些病人行肿瘤切除术后，需要在腰部脊柱等部位进行放疗，这种放疗可直接损害肠黏膜，导致放射性肠炎，继发肠黏膜萎缩和纤维化，引起急性渗出性腹泻。

4）生物治疗：生物治疗的部分药物例如干扰素、白介素 -2、肿瘤坏死因子等可能导致腹泻，此外，病人还可以因为继发肠道感染而导致肿瘤相关性腹泻。

（3）正确认识腹泻的严重度：分级标准按照美国国立研究所通用毒性标准 NCI-CTC3.0 关于 CID 的分级：

1 级为大便次数增加 <4 次 /d；2 级为大便次数增加 4~6 次 /d；3 级为大便次数增加 ≥ 7 次 /d，失禁，需 24 小时静脉补液，并需住院治疗；4 级为危及生命；5 级为死亡。

治疗疗效评价标准分为：

显效：治疗 72 小时内粪便次数恢复正常，全身症状消失。

有效：治疗 72 小时粪便性状明显好转，次数明显减少，全身症状明显改善；无效：治疗 72 小时粪便性状、次数及全身症状均无好转甚至恶化。

2. 如何正确饮食来缓解腹泻？

腹泻严重者，早期需禁食，给肠道适当的调整时间；缓解期可食用少油腻、少渣、高蛋白、高热能、高维生素的半流质食物,如细软少油的米汤、稀粥、面以及淡茶水、果汁等。早期吃清淡米汤,中期好转后最好吃面条等流质食品,这些食物既易于消化吸收,并含有人体所需的大量电解质,又可补充热量和维生素,注意做到少吃多餐。

(1)急性腹泻期正确饮食:

1)急性期禁食:急性水泻期需暂时禁食,使肠道完全休息。必要时由静脉输液,以防失水过多而脱水。

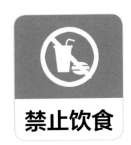

2)清淡流质饮食:不需禁食者,发病初宜给清淡流质饮食,如蛋白水、果汁、米汤、薄面汤等,以咸为主。早期禁用牛奶、蔗糖等易产气的流质饮食。有些病人对牛奶不适应,服牛奶后常加重腹泻,要慎用。

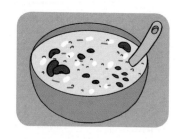

3）根据病情调整饮食：排便次数减少，症状缓解后改为低脂流质饮食，或低脂少渣、细软易消化的半流质饮食，如大米粥、藕粉、烂面条、面片。

4）饮食选择：腹泻基本停止后，可供给低脂少渣半流质饮食或软食。少量多餐，以利于消化，如面条、粥、馒头、软米饭、瘦肉泥等。仍应适当限制含粗纤维丰富的蔬菜水果等，以后逐渐过渡到普食。

5）补充维生素：注意复合维生素 B 和维生素 C 的补充，如鲜橘汁、果汁、番茄汁、菜汤等。

6）饮食禁忌：禁酒，忌肥肉、坚硬及含粗纤维多的蔬菜水果、生冷瓜果，油脂多的点心及冷饮等。

（2）慢性腹泻期如何正确饮食？

1）高蛋白、高热量：热量 10464.6~12557.6 kJ/d

（2500~3000 kcal/d），蛋白质 100 g/d，以补充人体因长期腹泻所消耗的能量，改善贫血和营养不良状态，恢复体重。

2）低脂肪和低膳食纤维：脂肪 40 g/d 左右，过量脂肪不易消化，且脂肪酸可刺激肠蠕动。低膳食纤维可减少粪便的体积和重量，减少肠蠕动。

3）充足的水分和丰富的维生素及矿物质：饮水每天 2000~3000 mL，应供给足量的维生素，以 B 族维生素及钾的补充尤为重要，可选用牛肉汁、果汁、黄豆、菠菜等。

4）饮食禁忌：对于乳糖不耐受所引起的渗透性腹泻，要去掉饮食中的乳糖或加用乳糖酶；因吸收不良引起的脂肪泄要避免脂肪摄入。禁食坚硬食物，深加工肉类如火腿、香肠、腌肉和刺激性食物如辣椒、酒、芥末、咖喱等。

（3）防治腹泻的特殊营养素：有些特殊营养素在腹泻防治过程中有积极作用，恶性肿瘤病人可以酌情选用，例如：

谷氨酰胺能有效促进胃肠黏膜的再生和修复，对顽固性腹泻和严重腹泻均有较好的作用。同时还能维护肠黏膜上皮细胞的生长和修复，改善肠道的免疫功能，减轻化疗导致的肠道黏膜屏障损害和通透性改变。谷氨酰胺对恶性肿瘤化疗致腹泻的预防及治疗也有明显效果。

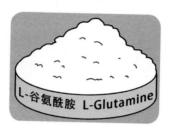

微生态营养是在传统肠内营养的基础上补充肠道益生菌，达到维护肠道微生态，改善机体营养状态及免疫功能的目的。一些活菌制剂能恢复肠道微生态平衡，修复肠道菌膜屏障，抑制肠道致病菌生长，减少内毒素的产生。尤其可改善化疗过程中病人的营养状况，提高机体免疫功能。

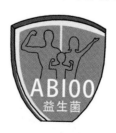

鱼油，主要成分为二十碳五烯酸和二十二碳六烯酸。二十碳五烯酸和二十二碳六烯酸可以改

变 T 淋巴细胞膜脂质成分和细胞功能，增加细胞膜的稳定性，进而提高细胞免疫功能，从而达到防治腹泻的作用。

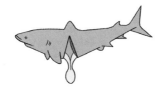

（4）调理腹泻的食疗方：腹泻者多为脾胃虚寒，应禁食寒凉食物。并且需要注意食物及餐具清洁消毒，如病情允许可嘱病人适量饮用淡绿茶（浓茶不宜），以达收敛固涩之效。还可适量进食些苹果，因苹果富含鞣酸，可收敛固涩，以利止泻。下面介绍几个常用的药膳。

白术猪肚粥：猪肚 1 个，白术 60 g，生姜少许，粳米 100 g。洗净猪肚，切成小块，将猪肚同白术、生姜煎煮取汁，去渣，用汁同米煮粥食用。每天 1 次，早餐食用。

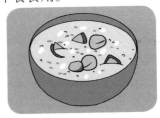

莲子粥：莲子粉 50 g，粳米 120 g。将莲子粉与洗净的粳米同放锅内，加入清水，先用旺火煮沸，再改用小火煮熬 20~30 分钟，以米熟烂为度。每天 2 次，早晚餐食用。

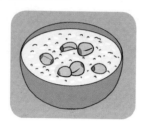

芡实八珍糕：芡实、山药、茯苓、白术、莲子肉、薏苡仁、扁豆各 30 g，人参 8 g，米粉 500 g。诸味与米粉混合，加水搅拌成面团，然后如常法发制成糕，蒸熟即可食用。

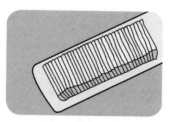

小结：腹泻是多种原因导致的常见症状之一，应根据病人腹泻的特点及伴随的症状，尽早明确腹泻的类型；其次，判断病人是急性腹泻还是慢

性腹泻，对饮食调理和治疗方案的制订都是至关重要的。养护肠道，维持肠道健康对各型腹泻的改善都是有意义的，"肠健康，常健康"。

第三节 如何调理肿瘤病人的便秘？

便秘是因某种原因使肠内容物在肠道内潴留时间过长，所含的水分被过度吸收，以致粪便过于干燥、坚硬，排便困难，正常排便规律打乱，每2~3天甚至更长时间才排便一次。在肿瘤病人中，便秘是很常见的症状，由其引起的并发症，如食欲不振、恶心呕吐、腹胀腹痛、烦躁焦虑等，极大地影响病人的生活和治疗，给病人带来了身体和精神上的痛苦。

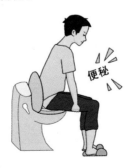

1. 引起便秘的主要原因有哪些？

（1）心理因素：恶性肿瘤诊断一旦被确立，绝大多数病人会产生强烈的负面情绪，如痛苦、焦虑，更有甚者出现抑郁或精神异常。排便是通过神经反射来完成的，焦虑、恐惧和悲观失望等情绪因素均可引起及加重自主神经紊乱，影响胃肠道的神经及内分泌功能，导致胃肠功能受损，引起便秘。其次，负面情绪严重影响食欲，病人进食量减少，不足以引起排便反射，也会导致便秘。

（2）药物因素：肿瘤病人在化疗及辅助治疗期间需要应用多种药物，引起便秘的治疗药物主要有下述几类：

1）抗肿瘤药物：抗肿瘤药物由于本身的神经系统毒性作用可以导致便秘，特别是植物碱类、阿糖胞苷、希罗达、紫杉醇类等。

2）止吐抑酸药物：甲氧氯普胺、5-HT_3拮抗剂类止吐药及质子泵抑制剂均可引起便秘。甲氧氯普胺本品为多巴胺（D_2）受体拮抗剂，主要通过抑制中枢催吐化学感受区（CTZ）中的多巴胺受体而提高 CTZ 的阈值，使传入自主神经的冲动减少，从而呈现强大的中枢性镇吐作用，但长期或者过量使用可引起便秘。5-HT$_3$拮抗剂类止吐药主要抑制肠神经系统中非选择性离子通道的5-HT$_3$受体，可抑制内脏感觉反射，提高内脏痛觉阈值；抑制健康人胃肠道移行性复合运动Ⅲ期活动和结肠动力反应,减慢小肠、结肠的传输时间。

3）阿片类止痛药：阿片类药物是目前治疗中重度疼痛最重要的药物，然而应用此类药物病人几乎90％~100％会发生便秘。这是因为阿片 μ 受体作用于中枢神经系统主要产生镇痛作用，而在胃肠道激活则主要抑制胃肠道的蠕动，减少胆汁、胰腺的分泌。由于阿片类药物在胃肠道的分布比例较高，如芬太尼在中枢与胃肠道系统的药物分布比例是 1:1.1，吗啡是1:3.4，其作用会导致胃肠道功能紊乱，所以长期口服阿片类止痛药可引起严重的便秘。

4）利尿脱水药：利尿脱水药的主要作用就是脱水，药物不良反应还包括低血钾、高血钙等症状，耗伤津液，使其气虚下陷、肠道失润、传导无力、大便秘结。

5）抗过敏药物：使用紫杉类化疗药物时为预防和减轻可能发生的过敏反应，通常会同时使用

苯海拉明类 H_1 受体拮抗剂，这类药物具有抗组胺 H 受体的作用，除了对中枢神经有较强的抑制作用，还有阿托品样作用及轻度抑制平滑肌收缩的作用，因此容易引起便秘。

6）滥用泻药：长期滥用泻药，特别是刺激性泻药，使肠壁神经感受细胞的应激性降低，即使肠内有足量粪便，也不能产生正常蠕动及排便反射，因而导致顽固性便秘。

7）其他药物：抗生素类药，镇静催眠药，抗抑郁类药，阿托品等，这些药物或多或少都可使病人出现便秘。

（3）疾病因素：肿瘤疾病慢性消耗及放疗、化疗都可导致病人全身乏力、体质虚弱、营养不良、腹肌乏力等一系列症状，或者由于原发病及转移瘤导致脊髓受压受损、病理性骨折、截瘫，使病人活动减少，长期卧床。如手术或放疗后引起的下消化道结构变化或者瘢痕狭窄及肿块压迫等均可引起便秘；多发骨转移或者伴高钙血症的肿瘤出现高钙血症的病人，常常出现顽固性便秘。

（4）饮食因素：

1）饮食结构：肿瘤病人及家属常常饮食讲究精细，讲究滋补功效，讲究有无抗癌功效等，而忽略了饮食的均衡性，尤其是对精细搭配的重要性。如果饮食过于精细，饮水不足，缺乏足量的维生素，就很容易发生便秘。

2）进食量减少：病人惧怕呕吐反应或者由于放疗产生口腔及黏膜损伤引起进食疼痛，常常害怕饮食，造成饮食过少，食物中的纤维素和水分不足，对肠道不能构成一定量的刺激，肠蠕动缓慢，不能及时将食物残渣推向直肠，在肠内停留时间延长，水分过多吸收而使粪便干燥。进入直肠后的粪便残渣因为量少，不能形成足够的压力去刺激神经感受细胞产生排便反射而引起便秘。

（5）其他因素：化疗时由于胃肠道反应，呕吐使食物、水分大量丢失，导致便秘。化疗时需持续长时间输液及临厕环境等因素，当出现便意时进行克制或忍耐而不立即排便，这样久而久之会使排便反射逐渐消失，继而导致便秘。化疗用药时因惧怕呕吐而自我限制饮食、饮水。床上使用便盆改变排便习惯的病人，也容易产生便秘。

2. 如何正确饮食来缓解便秘？

（1）足够的水分补充：足够的水分是解除便秘的重要因素，建议病人每天至少要喝 2000~3000 mL 温开水，并坚持每晚睡前、半夜醒时和晨起后各饮一杯白开水。不可用咖啡、浓茶、可乐等含咖啡因的饮料代替，因为它们有利尿效果且抑制肠道蠕动，可以改喝花草茶、蜂蜜水。足够的水分不仅可以排出体内代谢废物和有毒物质，减轻药物滞留体内对心脏、肝脏、肾脏产生的诸多损害，还可使肠道得到充分的水分，防止及减轻便秘。

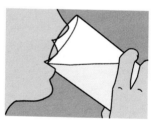

（2）调整饮食结构：因为粪便主要是由食物消化后的残渣构成的，所以通过饮食调节是防治便秘最简单易行的方法。首先要注意饮食的质量和数量。应进食高热量、高蛋白、高膳食纤维、富含维生素的食物，每天需供主食量为 150~250 g，一日三餐主食中粗细粮合理搭配，保证每天饮食中蔬菜与水果量均不少于 300 g。可多摄食芹菜、韭菜、波菜、红薯、番茄等。膳食纤维不能被消化吸收，残渣量多，可增加消化道生理刺激作用，增加粪便的重量和容积，对肠壁的刺激增强，肠蠕动加强，使肠内容物通过时间缩短，粪便的水分增加，大便软化，易于排出。食物只有足够的量，才足以刺激肠道蠕动，使粪便正常排出体外。除此之外，还可以补充两种营养素来调理便秘。一种是膳食纤维，另一种是益生菌。

1）膳食纤维：说到膳食纤维，想必大家都不陌生，简单地说，就是食物中无法消化的渣滓。它们具有吸水膨胀、细菌发酵的特点，直接决定着结肠内粪团体积的大小。很显然，粪团越大越有助于刺激肠蠕动。所以增加膳食纤维能促进排便，尤其是现如今人们食谱中普遍缺少它们。

膳食纤维主要分为两种：可溶性膳食纤维和不可溶性膳食纤维，可溶性膳食纤维主要分为果胶和黏性物质（如甘露聚糖类），常存在于成熟的水果、海带等海藻类食物当中。不可溶性膳食纤维主要分为纤维素和半纤维素，主要存在于青菜、水果皮等当中。

可溶性膳食纤维和不可溶性膳食纤维都有改善肠内环境的作用，但不同的是，可溶性纤维能够在胃肠中缓慢移动，增加人的饱腹感，防止进食过量。不可溶性膳食纤维可以帮助粪便的体积变大。一般认为不可溶性膳食纤维和可溶性膳食纤维按照 2:1 的比例摄入比较合适。根据目前资料显示，我们国家居民可溶性膳食纤维摄入不足是膳食纤维摄入中存在的大问题。

在食物的总膳食纤维量中，可溶性膳食纤维含量较高的有以下食物：菌类、藻类食物、水果中大多含有较多可溶性膳食纤维。哪怕不拘泥于 2:1 的比例，多摄入这些富含可溶性膳食纤维的食材，对于缓解便秘也有较大好处。现在还有很多成品的膳食纤维粉，也是缓解便秘不错的选择，如果平时出现了便秘的症状，可以酌情选择这些制品，都会对便秘起到缓解作用。

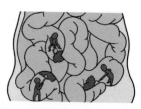

2）益生菌：说到益生菌，大家首先就会想到

酸奶，要做酸奶，有两种菌是必不可少的，这就是嗜热链球菌和保加利亚乳杆菌。可以这么说，几乎所有的市售酸奶里面都有这两种菌。这两类乳酸菌对人体也有好处，但作用比较弱，而且它们本身不容易在大肠中定植，也就是说，这些菌只在通过胃肠道当时发挥点作用，几乎达不到调整肠道菌群的作用。

如果乳制品中添加了这两种菌之外的其他菌种，也就是一些作用比较强的益生菌，嗜酸乳杆菌（代号为 A）和双歧杆菌（代号为 B，其中包括多个品种）等。这些菌种就有可能在体内定植，起到帮助改善消化吸收、调节便秘、调节肠道菌群等的益生作用。添加了这些菌种的酸奶会比普通酸奶好一些。但是，益生菌并不是吃一两个菌就有用的，一定要达到足够的活菌数，才能起到足够的保健作用。从益生菌的研究报告来看，要达到 10^7 甚至 10^8 以上，才能有足够调节胃肠功能的活性。而一般的酸奶中的益生菌很难达到这个发挥作用的剂量，所以，现在市面上又开发了很多益生菌的胶囊和粉剂，必要时，补充这些益生菌的产品可以帮助改善肠胃、调节便秘。

益生菌活的菌株储存、服用有讲究：

①产品质量要有保证：益生菌必须是活菌、要有一定的活菌数量、能够在肠道定植。这些是决定其能否发挥作用的先决条件。所以，对生产工艺要求比较高，就是菌株包埋技术，所以，选择大的厂家生产的产品是必要的。活菌数并不是越多越好，活菌数要经过大量的临床研究证实确实安全有效。不同益生菌菌株的安全有效剂量不同，例如，BB-12益生菌菌株，经临床研究证实，成人每天摄入10亿活菌数就可以发挥健康功效，婴幼儿每天摄入1亿活菌数就有效果。

②存放要注意温度：益生菌不能挨冻也不能受热，最好放置在冰箱冷藏室最下部（如果是冷藏室在上面，就放在最上部）。另外，也与成品的储存和货架摆放有关，因此，选择有信誉的销售部门也是很重要的。现在有一些产品通过技术处理常温保存也是可以的，具体是否能够常温保存，还需要您阅读选购产品的使用说明书。

③冲调不要烫死活菌，冲调水温不可高于40℃：不能用开水或过热的水冲调，先在杯子里放37℃左右的温开水，再把益生菌放入水中。而

且冲调后立即喝，减少在空气中的暴露时间。让益生菌"活着"进入肠胃，才能发挥其功能。

不要与任何药物一起服用，尤其不能与抗生素同时服用，如果同时服用某种药物，必须间隔2小时以上。如含有鞣质的中成药、吸附剂（如思密达）、含有次硝酸铋的药物，应间隔2~3小时。过酸、过碱、高温、辐射、抗生素都是益生菌的"克星"。

（3）调理便秘的食疗方：虽然便秘的主要表现为排便不畅，但是不可一味强求泻下的方法，不同的病证应使用不同的疗法。对于恶性肿瘤病人来说，体弱无力，长期治疗对身体的消耗较大，因此便秘以虚证为主，但有部分病人因为药物原因造成实证便秘。下文将便秘分为四种类型，并列举一些相关的药膳。

1）气血津液亏虚：由于久病耗气伤津，特别是恶性肿瘤病人以老年病人居多，精血衰退，肠道不能得到润泽。

保津益血通便汤：红参12 g（寒证用）或西洋参15 g（热证用），鸡血藤15 g，枸杞子10 g，煎水去渣，再加核桃芝麻粉调成糊状，加蜂蜜两汤勺,分2次服用。

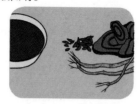

桑椹蜜膏:桑椹500 g,生地黄200 g,蜂蜜适量。桑椹、生地黄煎煮,每30分钟取煎液一次,加水再煎,取两次,合并药汁后小火熬煮浓缩至黏稠,加入蜂蜜,放入瓶中备用。每次1勺,用沸水冲化。

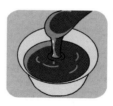

2)燥热内结:饮食过于油腻、嗜酒;部分药物的副作用;恶性肿瘤病人发热温度过高,损伤津液,使得肠道干涩,造成便秘。

芦根洋参柿霜粥:芦根(鲜品)100 g,西洋参10 g,粳米50 g,柿霜30 g。先将鲜芦根切成细段,加清水适量煎30分钟,去渣,取汁备用。再将西洋参切细片,粳米洗净;用芦根水煮洋参、粳米成胶黏稀粥，溶入柿霜。饮用即可。可以清胃止呕，益气祛痰，对于口干咽燥、心烦多梦、进食梗涩难下、便秘、尿黄，舌红苔少，脉细数等阴亏热结者疗效甚佳。

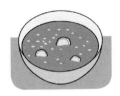

番泻叶鸡蛋汤：番泻叶 10 g，鸡蛋 1 个，菠菜适量。番泻叶煎煮后去渣留汁，将鸡蛋打散倒入，加入菠菜，并适当调味。

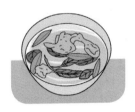

鲜笋拌芹菜：竹笋、芹菜各 100 g。竹笋煮熟切片，芹菜洗净焯水切段。一起拌匀，适当调味即可。

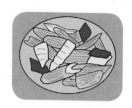

3）气机郁滞：恶性肿瘤病人长期卧床不运动，加上治疗过程中的副作用影响病人心情，肝脾气滞，气机郁滞，形成便秘。

香槟粥：木香、槟榔各 5 g，大米 100 g，冰糖适量。木香和槟榔水煎后取汁去渣，加入大米煮粥，用冰糖调味即可。

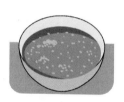

油焖枳实萝卜：枳实 10 g，白萝卜、猪油各适量。枳实煎煮取汁，萝卜切块用猪油煸炸，浇枳实汁，煨到萝卜烂熟，再适当调味即可。

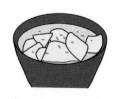

4）瘀血：由于手术或药物造成肠道粘连或胃肠出血造成的便秘。可考虑对症治疗。

二仁通幽汤：桃仁 10 粒，郁李仁 5 g，当归尾 5 g，小茴香 1 g，藏红花 15 g。放入砂锅内同煮，去渣代茶饮即可。

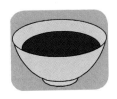

小结：便秘是常见的复杂症状之一，在便秘的诊断中，必须结合粪便的性状、病人平时排便习惯和排便有无困难做出有无便秘的判断。对便秘的调整，病人需养成良好的生活习惯，如规律生活起居，适度运动，调整精神心理状态，规律排便，健康饮食结构，规律进食，多饮水，必要时给予药物治疗。

第四节 如何调理肿瘤病人的恶心、呕吐？

恶心是呕吐的前驱感觉，但也可单独出现，可自行终止，也可接着干呕。主要表现为上腹部的特殊不适感，常伴有头昏、面色苍白、冷汗、心动过速和血压降低等迷走神经兴奋症状。干呕是横膈和腹肌的痉挛性运动所致，一般发生在恶心时，最终常引发呕吐。呕吐是指胃内容物或一部分小肠内容物，经食管反流出口腔的一种复杂的反射动作。恶心、呕吐是肿瘤病人应用抗癌药物及放疗后常见的不良反应之一。随着放疗、化疗应用次数的增多，发生频率亦不断增加，且程度加重。恶心、呕吐虽是自限性的，也很少危及生命，但却是病人最恐惧的不良反应之一。反应严重时，可引起脱水、食欲不振、营养不良，甚至影响化疗的正常实施。

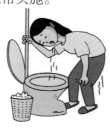

1. 引起恶心、呕吐的主要原因有哪些？

化疗药物、治疗方案和病人自身状况等均可引起恶心、呕吐的发生。化疗方案中化疗药物的自身催吐潜能在恶心、呕吐中是最重要的因素；每一种药物的剂量强度、剂量密度、输注速度和给药途径等不同，其催吐潜能也不尽相同。

与化疗所致恶心呕吐（CINV）有关的病人自身因素，包括性别、年龄、酒精摄入史、焦虑、体力状况、晕动病、基础疾病以及既往化疗的呕吐控制等。其中既往化疗过程中恶心呕吐的控制是特别重要的因素，可能影响到当次化疗中发生预期性和延迟性呕吐。与老年病人相比，年轻病人发生恶心和呕吐的频率较高，呕吐更难控制。有长期和大量酒精摄入（每天 100 g 酒精）的病人，呕吐控制较为有效。女性与男性相比，恶心呕吐的发生风险更高。在以上多种相关因素中，化疗类型、年龄较小以及女性是发生恶心、呕吐的独立风险因素。

恶心、呕吐的主要类型包括：

（1）急性恶心、呕吐：常发生在化疗后 24 小时内，而多数发生在静脉给药 1~2 小时，但环磷酰胺则在给药后 9~18 小时才出现。

（2）迟发性恶心、呕吐：发生在化疗后 24 小时后，甚至数天，虽然没有急性的严重，但由于持续时间长，可引起电解质失衡，营养不良及生活质量下降。大剂量顺铂引起的迟发性呕吐最明显，它常发生在用药后 24~72 小时内，甚至 4~5 天。急性恶心、呕吐控制不好，易发生迟发性恶心、呕吐。

（3）条件性恶心、呕吐：这是一种条件反射，病人在接受强致吐性抗癌药过程中，或既往使用强致吐抗癌药中经历了难受的呕吐反应，因此对下次治疗感到恐惧，就连看到或听到该化疗药物名称时，或嗅到该药气味时都会发生。该反应尤易发生在既往化疗时恶心、呕吐控制不好者。

2. 如何正确饮食来缓解恶心、呕吐？

（1）优化饮食结构：化疗期间根据病人口味给予高热量、高蛋白、高维生素易消化饮食，少食多餐，每天 5~6 餐，进食前和进食后尽量少饮水。

（2）调整饮食细节：建议病人食用薄荷类、冷食、偏酸的水果，如柠檬等强烈的味道可阻止引发恶心呕吐的令人不愉快的味道，对减轻恶心有一定效果。

化疗时口含生姜片至化疗结束，可有效减轻恶心呕吐，或用姜丝烹调食物来食用，如姜丝红糖水、姜丝陈皮米粥、姜丝萝卜丝面条汤。此外还可食用饼干、烤面包片等干的食物，或含色氨酸较少的食物，如：豌豆苗、熟栗子、糯米、墨鱼等。而避免食用太甜、油腻、过热、粗糙、辛辣、油炸食物，限制含5-羟色氨丰富的水果、蔬菜，如香蕉、核桃、茄子等，并严格戒酒。

据研究报道，呕吐与胃的充盈度有关。在化疗前后2小时内避免进食；化疗期间少食多餐；进食前后1小时不宜多饮水，餐后避免立即躺下，以免食物反流引起恶心。避免大量饮水；合理安排三餐中饮食的量和时间，例如早餐量为平时量的1/2，中、晚餐量为平时量的2/3，在1天中最不易发生恶心的时间多进食；早餐7：00前，晚餐19：00后，延长用药与进食时间，可有效降低恶心呕吐。恶心呕吐频繁时，需禁食4~8小时，再缓慢进流质饮食，避免大量饮水，可选用肉汤、菜汤和果汁等，以保证体内营养的需要，维持电解质平衡。

（3）调理恶心呕吐的食疗方：恶心呕吐的症状常见于化疗或腹部放疗的病人，多为药物治疗的副作用。如呕吐清水或凉水者，多为脾胃虚寒，临床宜用党参、姜半夏、茯苓、柿蒂、生姜、红枣、炒陈皮、炙甘草等治疗；如呕吐酸水、苦水者，多为胃热证，宜以清半夏、竹茹、茯苓、黄连、麦冬、枇杷叶等煎服。为了摄取一定的营养，饮食宜清淡少油腻，菜中可放少量姜汁调味，有很好的效果。

1）脾胃虚寒：

姜汁橘皮饮：先将鲜生姜洗净，连皮切成片或切碎，加温开水适量，在容器中捣烂取汁，兑入蜂蜜，调和均匀，备用。将新鲜橘皮拣杂、洗净、沥水，切成细条状，浸泡于蜂蜜姜汁中腌制1周，即成。需用时，每天3次，每次20 g，当蜜饯嚼食。功能和胃止吐。

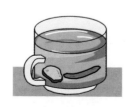

生姜川椒饮：鲜生姜10 g，川椒粉3 g，陈皮

6 g，红糖 10 g。先将鲜生姜、陈皮分别拣杂、洗净，晒干后切成片或切碎，与川椒粉同放入砂锅，加水适量，拌匀，浸泡片刻，用中火煎煮 20 分钟，调入红糖，待其溶化后，取汁即成。早晚 2 次温服。功能温胃散寒，降逆止吐。本食疗方适用于胃癌及其放疗、化疗后出现寒性恶心、呕吐者。

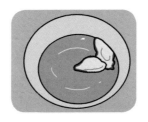

姜韭牛奶汁：鲜韭菜 50~150 g，生姜 20~30 g，鲜牛奶 250 g。将鲜韭菜、生姜捣碎，绞取汁液，加入鲜牛奶中，加热煮沸即可。频频温服或佐餐食用。功能温中下气，和胃止呕。用于脾胃虚寒、恶心呕吐、不思纳食、噎膈反胃者。

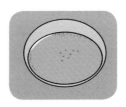

胡萝卜粥：胡萝卜 250 g，粳米 100 g。胡萝

卜洗净切碎，与粳米共煮粥，煮熟后，加入适量姜粉、山楂即可。本方功能宽中下气，止呕，止烦渴，养脾胃。

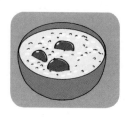

蔗姜饮：甘蔗汁 1 杯，生姜汁 1 小勺。二者混匀置于杯中，隔水煨温，一次服下。主要用于恶心呕吐较重影响进食的病人。

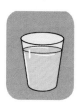

2）胃热证：

鲜芦根汤：鲜芦根 120 g，冰糖 30 g。鲜芦根加水约 500 mL，煮 20 分钟，加入冰糖，即可。每天 1~2 次，或当茶饮。功能清胃止呕。

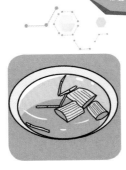

莼菜鲫鱼汤：鲜莼菜 100 g，鲫鱼 1 条。鲜鲫鱼去除肠杂，与莼菜共煮，加调料即可食用。功能扶正抗癌，适用于反胃呕吐。

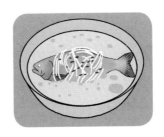

小结：恶心和呕吐是一种特殊的主观感觉，也是一种常见的症状，尤其在恶性肿瘤病人中个体差异较大。因此在治疗过程中，寻找原因，在积极治疗病因的基础上，才能行必要的对症食疗和治疗。

第五节　如何调理肿瘤病人的味觉？

味觉异常是恶性肿瘤晚期病人的常见症状，是导致肿瘤病人厌食的常见原因，其中一定比例的病人会直接死于营养不良或机体过度耗竭。其味觉异常，食欲不佳主要与恶性肿瘤的生长，肿瘤破坏过程中毒素的释放，手术、放疗、化疗和靶向药的副作用及心理因素等有关。放疗、化疗的副作用也会导致病人没有胃口，那是因为化疗药物的毒性引起消化功能紊乱，消化吸收功能障碍，以致出现厌食，营养物质代谢异常。这是很常见的现象。但是，因为胃肠功能的再生能力是很强的，在停止放疗、化疗后有一部分病人会自然恢复。比较严重的病人除了可以服用一些调理脾胃的药物，还要注意饮食调养，进食宜清淡，或改为易吸收消化的半流质。

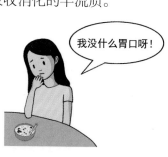

我没什么胃口呀！

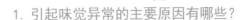

1. 引起味觉异常的主要原因有哪些？

（1）口苦：多见于肝胆、肠胃热证，口感苦者常有头晕、头痛、咽干、纳少便黄、舌红苔少、脉弦数等，治疗宜清心利尿，清利肝胆湿热。

（2）口咸：多见于肾虚病人。以脾虚湿盛、肾虚火旺为主，多表现为头晕目眩、五心烦热、耳鸣、腰膝酸软、舌红苔少、脉紧，治疗时宜补益肾阴、滋阴降火。

（3）口酸：临床上以脾虚肝火旺者为多，为肝胆热、脾虚所致。常伴有恶心、胸闷胁痛、食后腹胀、舌苔黄等症状，治疗时宜健脾祛湿、泻肝和胃。

（4）口甜：多见于脾胃实热、湿热困阻、肝脾痰火内蕴的病人。临床上可分为脾胃热蒸型和脾胃气虚型。脾胃热蒸型多为进辛辣厚味，滋生内热或外感邪热郁积于脾胃所致，多表现为甜而渴、善饮水、易饥饿、唇舌生疮、舌红苔燥、脉数有力。治疗宜清脾泻火。脾胃气虚型多见于年长、久病所致脾胃气虚、虚热内生，表现为口甜口干、气短身倦、不思饮食、大便无规律。治宜益气健脾、和胃养阴。

（5）口臭：可分为3种情况。①胃火上蒸：舌红，口舌生疮、齿龈肿痛，口渴喜冷饮、尿黄大便干燥、苔黄腻。治宜清胃火。②胃肠积食，自感口内腐味逸出，常伴有腹胀、不思饮食、嗳气、舌苔厚腻。治疗宜消食化积。③口内欠清洁，久不刷牙。治疗时宜清洁口齿、刷牙漱口。

（6）口淡：多见于久病脾虚胃寒及年老体弱病人，伴有食欲不振。临床可分为脾虚及胃肠湿阻两型。脾虚者口淡无味、神疲气短、舌淡脉弱，治宜益气健脾和胃。胃肠湿阻型多表现为口淡黏腻、胸闷、不思饮食、苔厚脉濡，治疗宜芳香辟浊、化湿健脾。

2. 如何正确饮食来缓解味觉异常？

（1）更换食谱，改变烹调方法：一种新的食物可促进食欲，比如常吃猪肉类食物的病人可更换吃鱼、虾、蟹、鸡等，有条件的可吃一些牛肉、甲鱼。改变烹调方法使食物具有不同的色香味，也可以增加食欲。但无论哪一种食物，烹调时一定要达到食物比较熟烂的程度，方能顺利地消化吸收。

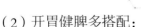

（2）开胃健脾多搭配：

山楂肉丁：山楂100 g，瘦猪（或牛）肉1000 g，菜油250 g，山楂、香菇、姜、葱、胡椒、料酒、味精、白糖各适量。先将瘦肉切成片，油爆过，再用香菇、山楂及调料卤透烧干，即可食用。既可开胃又可抗癌。

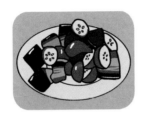

黄芪山药羹：用黄芪30 g，加水煮30分钟，去渣，加入山药片60 g，再煮30分钟，加白糖（便秘者加蜂蜜）即成。每天早晚各服1次。具有益气活血，增加食欲，提高胃肠吸收功能的作用。

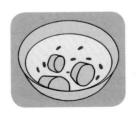

山药汤圆：山药50 g，白糖90 g，糯米面500 g，

胡椒面少许。山药切碎与白糖、胡椒面拌匀蒸熟后做成汤圆芯子。糯米面中倒入温水揉成面团醒15分钟，切成块状，将山药馅倒在揉好的面饼上，包成汤圆，分次食用。有健脾益气的功效，适用于恶性肿瘤表现有神疲乏力、不思饮食、味觉异常。

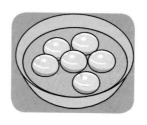

曲米粥：神曲 10~15 g，捣碎，煎煮取汁，加入粳米煮粥，分 2 次服完。适用于食欲不振、饮食停滞、消化不良等。

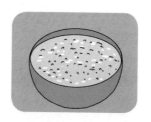

（3）多吃维生素含量高的新鲜蔬菜和水果：这类食物不但可以增强抵抗力，而且还可增加食欲。术后初期可吃菜汁和少量易消化的水果，每

次量不宜多，应少量多餐。胃肠功能基本恢复后可以吃一些清淡爽口的生拌凉菜和水果，特别是化疗、放疗期，具有明显的开胃作用。蔬菜、瓜果、豆类等含有丰富的多种维生素和微量元素，有一定防癌和抗癌作用。如黄豆、卷心菜、大白菜均含有丰富的微量元素钼，番茄、胡萝卜、空心菜、大枣含有丰富的维生素 A、维生素 C 和 B 族维生素等，蒜薹、韭黄、菜花、包心菜除含有丰富的维生素外，还含有丰富的植物化学物，有抵御化学致癌物质的作用，可以适当选用。

（4）病友之间交流饮食经验：病友之间交流饮食经验不仅仅可以取长补短，还有利于增加食欲，这对恶性肿瘤病人是十分必要的。对味觉异常病人的饮食指导必须具体化，避免千篇一律。如味觉丧失可进常温食物、在富含蛋白质的新鲜食物中多加一些调味品；如出现苦味则需少量多餐，不吃瘦肉，可以吃鱼、禽、奶类或豆制品补充蛋白质；如出现咸味则少放盐，吃性凉食物等；如食欲降低可以吃一些鲜辣食物或在菜中多放一些自然食物来源的调味品。

小结：饮食调理在一定程度上可以改善病人的味觉，增加病人的食欲，但严重的味觉异常、无法进食的病人，还是需要应用一些特殊医学用途配方食品来补充。如果病人的进食量小于平时进食量的一半，那么就一定要咨询营养师或医生，选择适合的特殊医学用途配方食品，必要时还需静脉输注肠外营养液以改善其营养状况，防止营养不良会进一步加重味觉异常和食欲不振。

（雷　敏）

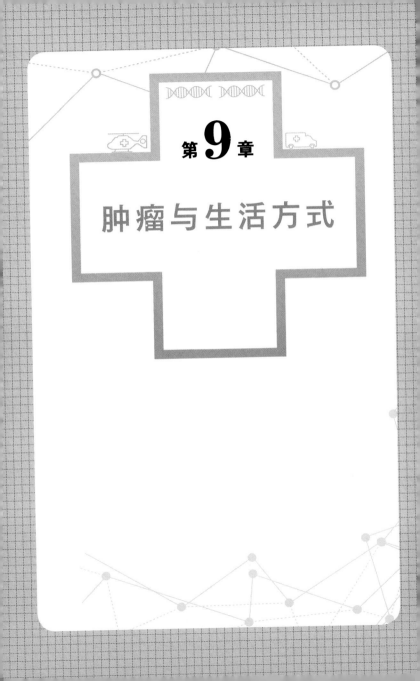

第**9**章

肿瘤与生活方式

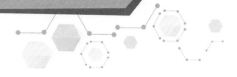

第一节　吸烟会增加患癌风险吗？

吸烟不仅对健康无益，同时香烟里面的有害物质还会导致身体罹患多种疾病。

1. 香烟里有哪些致癌物质呢？

一根香烟点燃后产生的烟雾中，含有 3000 多种有毒有害化学物质，其中最主要的有尼古丁、一氧化碳、氰化物，烟焦油中有多种致癌物质、放射性同位素以及重金属元素等。烟草燃烧所产生的致癌物质有苯并芘、亚硝胺、β-萘胺、镉、放射性钋、酚化合物等促癌物质。

2. 吸烟与哪些癌症相关呢？

吸烟是多种疾病的危险因素，包括心脑血管疾病、肺部疾病与癌症。在癌症方面，吸烟已经被认为是引起肺癌、喉癌、口腔癌、食管癌的主要原因，胰腺癌、膀胱癌、胃癌、肾癌及宫颈癌也与之密切相关。

著名医学期刊《柳叶刀》刊登了一份研究报告，报告指出：到 2030 年，中国每年因吸烟死亡的人数将达到 200 万，这一数值将是 2010 年的两倍。就目前的趋势来看，中国每 3 个男性死亡者中将有 1 人会死于吸烟。我国男性肺癌的发生 70%~80% 由吸烟引起，女性肺癌的发生约 30% 归因于吸烟与被动吸烟。吸烟的年龄越早，患肺癌的危险越大。烟龄 60 年者的肺癌死亡率要比烟龄 20 年者高出 100 倍左右。烟龄与肺癌发病率成正比。有研究显示，在 45 岁之前戒烟成功者将有可能避免大部分由之前吸烟带来的危害。

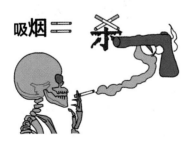

3. 被动吸烟也会增加患癌风险吗？

吸烟者不仅危害自身健康，且目前，"二手烟""三手烟"对人的危害同样不可忽视！

二手烟又称"被动吸烟"，被迫吸烟的人才是最大的受害者。有证据表明："二手烟"的一氧化碳含量是"一手烟"的5倍，焦油和烟碱是3倍，尼古丁是2倍或更高。"二手烟"的烟雾可引起肺癌等恶性肿瘤以及心脑血管疾病等严重疾病，尤其可危害孕妇、婴儿和儿童的健康。

"三手烟"是指吸烟后发散残留在墙壁、家具、衣服、地毯、靠垫、头发和皮肤等的烟草残余化学物。当香烟散尽后还会滞留数小时对身体造成危害。

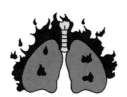

您的肺还能熬多久？
吸烟有害身体健康

戒烟是与自我心理和生理斗争的双重考验！
戒烟需要坚持不懈的努力才能成功。

可以寻求专业医务人员的帮助以提高戒烟成功率。

如果您吸烟，孩子吸烟的概率也会增大。

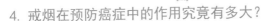

4. 戒烟在预防癌症中的作用究竟有多大？

吸烟是全球首个可以预防的死因，每年使 500 多万人致死，其中 1/3 死于癌症。预计到 2030 年，全球与吸烟相关的死亡人数将达到每年 800 多万。而全面防癌的科学研究以及有效控制活动表明，癌症是可以避免的。1/3 的癌症可以通过预防不发病；1/3 的癌症如能及早诊断，则可能治愈；1/3 的癌症经合理而有效的治疗可使病人生存质量得到改善。当然，最好的治疗莫过于防癌于未然。目前世界各国开展癌症的一级预防的重点就是对吸烟的控制。控制吸烟是目前预防发病和死亡的最重要措施，消除烟草危害已是世界性的趋势。

5. 戒烟后的营养调理主要有什么？

多摄入富含益生菌的酸奶和奶酪，提供益生菌喜欢的食物寡糖和膳食纤维。寡糖存在于豆类、洋葱、大蒜、牛蒡、芦笋等食物中；膳食纤维存在于秋葵、地瓜、芋头、燕麦等食物中。富营养素食物可以减少烟草对身体的危害。

（1）维生素 C：吸烟者消耗维生素 C 比非吸烟者多，因为维生素 C 不仅抗氧化、增强免疫功能和保护肺部组织，更能与烟雾中尼古丁、甲醛、亚硝胺、一氧化碳等有害物质结合并协助代谢排出。可多摄入柑橘类、柠檬、猕猴桃等水果。

（2）维生素E：维生素E有助于抵抗吸烟对肺组织造成的氧化伤害，并保护心血管健康。可多摄入核桃、芝麻、葵花籽、橄榄油、豆油等坚果和植物油。

（3）维生素A：维生素A可保护并修复肺部纤毛（帮助肺部排出异物）及相关细胞健康，也有抑制肿瘤生长的可能。可多摄入奶制品、禽蛋、动物肝脏、深色蔬菜水果等食物。

（4）维生素D：维生素D与降低各种癌症有一定关联，其中包括肺癌，并且可能对戒断症状中的抑郁及压力有缓解作用。可多晒太阳，每天能晒30分钟最佳；多摄入海鱼、蛋黄等食物。

烟草中的尼古丁会剥夺身体中的钙，从而导致骨质疏松，所以吸烟及戒烟人群均应注意补充足够的钙元素，成年人每天的推荐摄入量800~1000 mg。可多摄入牛奶、酸奶、豆制品、深色蔬菜等食物。

小结：吸烟有害身体健康，戒烟会让病人受益，戒烟后多摄入富营养食物以改善体质。

第二节　饮酒会增加患癌风险吗？

人类的酒文化已经有几千年的历史，是好友相聚、婚嫁喜庆不可缺少的一种物质享受。但饮酒具有两面性，长期大量饮酒与多种癌症的发生相关。

1. 饮酒与哪些癌症相关？

2016 年，新西兰奥塔哥大学教授珍妮·康纳（Jennie Connor）集结既往研究文献，在《成瘾》（ *Addiction* ）期刊发表的一篇文章中，向世人强调了饮酒可导致的健康风险。酒精早已被国际癌症机构列为 I 类致癌物，人体至少有 7 个部位癌症都和它有明确的联系：口腔、喉部、食管、肝脏、结肠、直肠和乳腺。

2. 酒精致癌的根源是什么？

国际癌症研究机构早就把酒精和它的初级代谢产物一起归类为 I 类致癌物，在人体和动物中都有最高等级的致癌证据。酒精导致癌症的具体机制因癌症种类不同而不同，比如在肝癌发生中，酒精就先引起肝硬化，而在上消化道肿瘤中，则主要是因为乙醇在唾液中转化为乙醛，使唾液中乙醛的浓度达到血液中的 10~100 倍，从而导致上消化道癌变。除了酒精乙醛的直接致癌作用以外，酒精也可在细胞色素 P450 的作用下促进氧自由基的大量生成，从而造成 DNA 的广泛突变以及组蛋白的甲基化与乙酰化。同时，酒精能使维甲酸浓度降低，从而导致细胞过度增生、分化，因此更易于发生癌变。酒精还可以影响激素的效果，比如提升雌二醇水平，这也是女性生殖系统癌症，比如乳腺癌的发生原因之一。

酒精与癌症的关系存在明确的"剂量－效应关系"。也就是说，喝的量越多，患癌症风险越大。戒酒足够长时间之后，可以看到明显的风险下降。和戒烟一样，有足够多研究可以证明戒酒之后相关癌症风险会明显回落。饮酒量是决定因素。

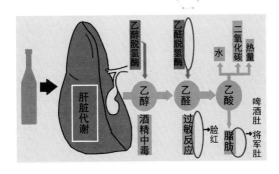

3. 减少酒精伤害的妙招有哪些？

喝酒前吃点饼干或面包、牛奶，减少酒精的吸收速度，保护胃黏膜组织。

多吃一些绿色蔬菜、鲜榨果汁，加速身体的代谢循环，稀释酒精，促进酒精加快排出。

在喝酒时，要少量多次喝白开水，这样既能将酒精稀释，又可减少肝脏负担。

喝酒要放慢速度，小口喝。

黄酒和白酒要温着喝，啤酒也尽量喝常温的，减少对肠胃的刺激。

经常喝酒者，日常可食用膳食营养补充品，如复合维生素 B、奶蓟提取物、卵磷脂等，既可帮助酒精在肝脏的代谢，又可保护肝脏，最大限度降低酒精对身体的伤害。

4. 适度的饮酒量是多少？

《中国居民膳食指南（2016 年）》最新版指出，从健康的考虑出发，成年男性和女性每天饮酒量分别不超过 25 g 和 15 g 酒精。换算成不同酒类，25 g 酒精相当于啤酒 750 mL，葡萄酒 250 mL，38° 白酒 75 mL，高度白酒 50 mL；15 g 酒精相当于啤酒 450 mL，葡萄酒 150 mL，38° 白酒 50 mL，高度白酒 30 mL。

提醒大家，上述饮酒量针对的是健康成年人！所以适度饮酒有益于健康是有前提的！

小结：不当的饮酒与肿瘤的发生发展密切相关，适量的酒精摄入对肿瘤病人更为重要。

第三节　母乳喂养可以降低乳腺癌风险吗？

有资料表明，母乳喂养持续时间与乳腺癌发生风险降低之间存在相关性。近期发表在 *Journal of the National Cancer Institute* 杂志上的一项研究表明，母乳喂养有助于降低乳腺癌的复发风险，

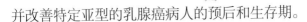

并改善特定亚型的乳腺癌病人的预后和生存期。

1. 母乳喂养有哪些好处？

如今很多女性为了身材不愿意哺乳，其实，母乳喂养不仅能降低乳腺癌的发生率，对母亲和宝宝都有不可替代的好处。

帮助母亲子宫的复原：母乳喂养可以促进子宫收缩，减少产后出血，加速子宫恢复。

帮助母亲有效避孕：母乳喂养可以抑制母亲排卵，大部分女性在6个月内不恢复排卵，可以起到生育调节的作用，同时降低乳腺癌和卵巢癌的发生率。

增强宝宝抵抗力：母乳中含有的免疫物质，可以增强婴儿的免疫能力，预防感染。

易于消化吸收：母乳含有婴儿生长发育必需的营养素，是婴儿最好的食物。

促进宝宝发育：在母乳喂养的过程中增进和母亲的情感交流，促进婴儿嗅觉、味觉、听觉、视觉的发育。

2. 哪些重点人群更应该警惕乳腺癌的发生？

乳腺癌是最常见的女性恶性肿瘤，我国每年约有21万新发乳腺癌病人，其发病率呈逐年上升趋势，根据全国肿瘤登记中心的数据，乳腺癌已居我国女性恶性肿瘤发病率首位。下列人群尤应筛查和预防：

家族中有人患有乳腺癌的女性，尤其是妈妈和至亲姐妹患癌。

30 岁以上仍未生育、40 岁之前没有哺乳过的女性。

12 岁前月经初潮或 55 岁仍未绝经的女性。

饮食结构以高热量、高脂肪、高糖分食物为主，或体脂比例过高的女性。

从事的工作会经常接触到放射源的女性。

没有运动习惯，经常熬夜、抽烟、喝酒的女性。

本身患有其他可转移至乳腺的癌症，如子宫癌、淋巴癌等。

3. 乳腺癌病人需要建立怎样的生活方式？

（1）达到和保持健康的体重：使体重保持在正常范围，即体重指数为 18.5~23.9 kg/m²，定期测量体重，过轻或过重都应该积极制订营养改善计划。

（2）有规律地参加体力活动：坚持每周至少 150 分钟的中等强度有氧运动，力量型训练每周

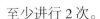

至少进行 2 次。

（3）调节饮食结构：富含蔬菜水果、全谷物、禽肉和鱼的膳食结构有助于乳腺癌病人。

（4）戒烟禁酒。

（5）世界卫生组织建议给婴儿纯母乳喂养至少应坚持 6 个月，然后用纯母乳和其他食物喂养至两岁或更大些。母乳喂养可以有效地消耗怀孕时累积的脂肪避免产后肥胖，促进产褥期恢复，最重要的是，还可以降低妈妈患乳腺癌的风险，达到"一举三得"的目的。

第四节　睡眠充足可以降低患癌风险吗？

中国有句古话：日出而作，日落而息。它是指人一天的活动应随太阳的升起、降落而定。充足的睡眠可以增强身体的免疫力！美国国立卫生研究院（NIH）推荐，成年人睡眠理想时长为 7~8 小时。然而，随着现代社会工作和生活的节奏越来越快、压力越来越大，睡眠障碍和睡眠不足正在悄悄地夺走许多人的健康。

1. 睡眠不足对身体有哪些影响呢？

人体在睡眠期间，大脑、胃肠道以及相应的脏器会分泌制造出人体所需要的激素和能量物质，以供人体维持生存和生长发育。充足的睡眠是人体各器官进行自我修复、消除疲劳、恢复体力和精力、增进活力、增强免疫力的最佳途径。

睡眠不足会影响神经系统、内分泌系统、心脏、肝脏等脏器功能，使人体免疫失衡，炎性相关因子升高进而导致肿瘤或其他炎性相关性疾病的发生。有研究证实，睡眠节律紊乱、睡眠不足会增加肿瘤发病风险。很多肿瘤病人在治疗前、中、后期普遍存在疲劳、睡眠紊乱问题。影响肿瘤病人的生理功能，同时加重临床并发症和治疗的副作用。规律的作息习惯对预防肿瘤的发生和改善肿瘤预后都有非常重要的作用。

2. 帮助安眠的小妙招有哪些？

白天适度地锻炼，缓解压力，睡前可做简单的瑜伽伸展动作帮助睡眠。

不要在睡觉前长时间通电话、聊天、看电视。

让助眠轻音乐陪伴你入睡。

洗个热水澡。

睡觉前不要喝很多水，以减少你午夜排尿的次数。

每天在同一时间睡觉和醒来，让你的身体习惯健康的睡眠周期。

睡午觉，不要超过1小时。

睡前避免饮酒，它虽然可以帮助你昏昏入睡，但它也可以让你在午夜醒来辗转反侧。

在卧室点一些天然的薰衣草香薰或在床头放一个苹果。

保持卧室黑暗和安静。

小结：充足的睡眠是保障健康的根本，对肿瘤病人尤为重要。

第五节 定期体检可以早期发现癌症吗？

我们知道，绝大多数恶性肿瘤早期都没有明显的症状，常常需要根据发生风险进行针对性体检，最大限度地进行防范。随着肿瘤的发病率逐年上升，各项诊断筛查诊疗技术也相应地提高。所以"早发现、早诊断、早治疗"的前提一定是自我检查和定期到医院进行肿瘤筛查体检两方面相结合，才能及早发现肿瘤的危险信号。早期癌症治愈率可达 90% 以上，早诊早治是国际公认的对抗癌症的最有效手段，很多发达国家从中受益。2017 年美国癌症年度报告显示，过去 20 多年美国癌症死亡率下降 25%，取得上述成效的一个重要原因就是普及防癌体检。

1. 易患癌症危险信号有哪些？

身体任何部位发现肿块，尤其是逐渐长大的肿块。

疣或痣发生明显变化。

身体任何部位没有外伤而发生溃疡，特别是经久不愈的溃疡。

不正常的出血或伴血性、黏液血性或腐臭的分泌物。

不明原因的发热。

久治不愈的干咳、痰中带血丝、声音嘶哑。

进行性的无痛性黄疸。

大便习惯改变、便秘与腹泻交替、大便带血

变形。

不明原因的消瘦。

2. 定期体检可以发现哪些癌症？

日常生活中，建议大家养成良好的生活习惯，并重视定期体检，没病防病，有病早发现早诊治。普通体检不等于癌症筛查。人们应该按照生活习惯、家族史等危险因素来选择相应的防癌筛查的体检项目。

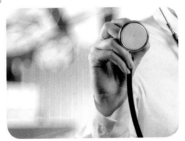

常见的 5 种癌症的筛查方法：

（1）上消化道癌：生活习惯是主要诱因。

上消化道癌主要指胃癌、食管癌，通常与饮食不规律、压力大、精神紧张有关。食管癌常由一些不良的生活习惯引起，比如喜欢喝热茶、吃热食，食管常被烫伤，反复刺激，容易诱发。胃癌早期可能没有任何症状，因此经常被忽视，病人就诊时很多已出现上腹痛、上腹饱胀或食欲减退，恶心、呕吐，进食困难，腹部肿块、呕血或黑便等。

筛查方法：胃镜。

（2）乳腺癌："白领"发病率最高。

乳腺癌位居女性恶性肿瘤发病首位。它的发病群体主要是"白领"，她们生活压力大、工作节奏紧张、熬夜、不良生活习惯，长期以来内分泌失调都容易诱发乳腺癌。此外，家族遗传也是诱发原因之一。此外，乳腺增生、乳腺囊肿、纤维腺瘤等乳腺良性病变也不容忽视，要及早干预以免恶化。早期乳腺癌临床治愈率非常高。通常一期乳腺癌10年生存率90%以上，二期10年生存率也可达80%。所以一定要重视定期体检，通常20岁以后就可以开始筛查了，检查方式主要为触诊和乳腺彩超及钼靶。

筛查方法：女性最好每年进行一次乳腺超声检查、3D乳房造影、钼靶或X线检查，必要时做CT、磁共振，发现异常及时就诊。如35岁以上的女性应每两年做一次乳腺专科检查，40岁以上女性1~1.5年检查一次。乳腺较丰满的女性应首选钼靶检查；有乳腺癌家族史的女性更要注重日常观察和定期的检查。

（3）肺癌：病人多有吸烟史。

吸烟、环境空气污染、装修材料等都是肺癌诱因。特别是有以下情况要尽早到专科医院检查：长期、慢性而且不寻常地频繁咳嗽；反复咳痰，痰中带血甚至呈现鲜红色；不经意地发现某个部位疼痛，如胸痛。肺癌早期被发现，肿瘤在 2 cm 以下的，通常手术后临床治愈率高。如果已经出现胸痛、咳嗽，肿瘤超过 3 cm，通常就需要化疗、放疗了。胸片、螺旋 CT 都是检查肺癌的手段。

筛查方法：薄层胸部 CT。

（4）肝癌：早期发现有根治机会。

肝癌早期往往没有症状，病人出现症状到医院就诊时病情已经很严重。乙肝病人如果生活不健康，经常饮酒，又不注重定期体检，那就容易癌变。45 岁以上男性中，有肝病史的人、家族有患肝癌的人、长期酗酒的人都是肝癌高发人群。应该重视乙肝预防，到正规医院注射乙肝疫苗。高危人群，应每 4~6 个月到正规医院做肝脏 B 超检查、甲胎蛋白（AFP）检查。

筛查方法：血清甲胎蛋白检测加肝脏彩色超

声检查，进一步明确诊断可做 CT 或磁共振检查。

（5）大肠癌：膳食不合理是主要诱因。

食物精细，排便不及时，毒素滞留在肠内，会刺激肠壁，时间长了就易诱发疾病。所谓大肠癌前病变（腺瘤）就是组织已经发生了变异但还没有形成癌细胞，若及时发现手术切除，即为良性，不会转移。但处理不及时将会发展为癌症。建议多吃低脂肪、高纤维、纯天然的食物。

如果出现大便次数增加或不规律，大便出血时血和大便混在一起而出血较多、腹部疼痛等症状，最好去正规医院排查是否有大肠癌。

筛查方法：中年以上的人群每年定期做肠镜检查。

小结：定期体检，做到疾病的早发现、早诊断和早治疗，能够真正做到防病于未然。

第六节　防癌的膳食模式有哪些？

近年来，随着疾病模式的变化，恶性肿瘤成为当前人类的头号健康威胁。尽管发病原因至今仍然不明，但是研究发现，90%~95% 的恶性肿瘤与外在因素有关，其中 30%~35% 与不科学、不合理的饮食有关。越来越多的研究表明，膳食模式与癌症等慢性疾病的发病有密切的关系。

膳食模式是指居民日常膳食中各类食物的数量及其在膳食中所占的比重。

1. 世界膳食模式分哪几种？

目前世界各国的膳食模式分为 4 种。

（1）东方膳食模式：谷类食物多，动物食物少，膳食能量基本满足需要；膳食纤维充足；动物脂肪低。

（2）经济发达国家模式：动物性食物多、植物性食物少；高脂、高能量、高蛋白、低膳食纤维。

（3）日本膳食模式：其动植物食物多比例适当；膳食能量满足需要；各类营养素比例合适。

（4）地中海膳食模式：膳食以含植物性食物为主，包括水果、蔬菜、全谷类、豆类和坚果等；食物新鲜度高、加工程度低，以食用当季和当地产的食物为主；食用油以橄榄油为主；每天食用适量奶酪和酸奶；每周食用少量鱼、禽肉和蛋；以新鲜水果作为每天餐后食品，甜食每周食用几次；每月食用几次红肉（猪、牛、羊肉及其制品），大部分成年人有饮用红酒的习惯。该膳食的特点是饱和脂肪摄入量低，含大量复合糖类，蔬菜、水果摄入量高。

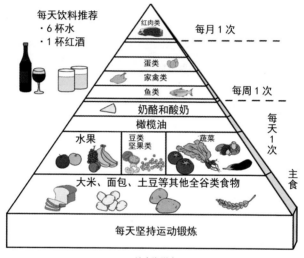

每天饮料推荐
· 6 杯水
· 1 杯红酒

红肉类　每月 1 次

蛋类
家禽类
鱼类　每周 1 次

奶酪和酸奶
橄榄油

水果　豆类坚果类　蔬菜　每天 1 次

大米、面包、土豆等其他全谷类食物

每天坚持运动锻炼

主食

地中海膳食

2. 我国居民的膳食模式是否具有防癌作用？

随着我国经济的发展，我国居民的膳食模式已经从过去传统的植物性食物为主，在城市和经济发达地区，逐渐转变为畜、禽、蛋等动物性食物及油脂摄入增多，谷类食物摄入减少，导致膳食摄入高热量、高脂肪，加之体力活动减少，造成肥胖、糖尿病、癌症等慢性病发病率不断上升。

有研究显示癌症死亡率与谷类食物的消费量呈负相关，而与肉、蛋等动物性食物的消费量呈正相关，尤其是饱和脂肪酸呈明显正相关。

3. 国人放弃传统饮食，采用地中海饮食，会让人更健康吗？

研究显示，采用地中海膳食模式的居民，虽然脂肪的总量与其他发达国家不相上下，但是心脑血管疾病的发病率、死亡率却比其低很多。进一步研究发现，地中海膳食模式富含促进人体健康的食物：橄榄油、深海鱼、新鲜蔬菜、水果。橄榄油含有单不饱和脂肪酸，深海鱼中含有多不饱和脂肪酸（尤其是EPA和DHA），具有降血脂、降胆固醇的作用，而新鲜的蔬菜水果中和红葡萄酒中含有对人体有益的植物化合物，如芥子油苷、多酚、单萜类、硫化物，具有保护人体和预防癌症等慢性疾病的作用。

有证据表明地中海膳食可减少肿瘤风险，是一种值得推荐的膳食模式。鉴于我国幅员辽阔，各地的食物资源不同，饮食习惯以及背后的文化特征差异，不可能千篇一律，而应当博采众长，结合实际，建立我国居民的防癌膳食模式。

早在古代就有"五谷为养，五果为助，五畜为益，五菜为充，气味合而服之，以补益精气"，这与地中海饮食模式有很多相同之处。由此，我们不妨把地中海饮食模式中国化。①食物多样，谷类为主，每天谷薯类食物 250~400 g，其中全谷类和杂豆类 50~150 g，薯类 50~100 g。②我国的蔬菜水果很丰富，品种多，重要的是我们要改变进食方式，能生吃尽量生吃。③尽可能以海产品丰富餐桌，要保证每周至少能有一两次鱼虾类菜肴。④适当增加橄榄油的使用。⑤尽量减少红肉，每周食用红肉以不超过 3 次为宜。⑥改变自己膳食结构中的不合理因素，减少腌制、烟熏、烧烤等食物的摄入，食用新鲜度高、加工程度低的食物。

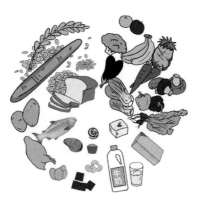

小结：不同的膳食模式对人体健康的影响不同。建立适合中国国情的防癌膳食模式，才能预防癌症的发生，促进国民身体健康。

第七节　世界癌症研究基金会提出的预防肿瘤10条建议是什么呢？

癌症的发病原因较为复杂，大多数癌症是遗传、环境、生活方式等多方面作用的结果。遗传和环境因素大多是个人难以左右，但是健康的生活方式却可以自己做主。世界癌症研究基金会出版最新的《食物、营养、身体活动和癌症预防》报告，专家们总结了17个不同类型癌症与食物、营养等之间关系的大量证据和评估结果。提出预防癌症10条建议，前8条是针对普通人群的建议，后2条是针对特殊人群的建议。

（1）确保体重维持在正常范围内，整个成年期避免体重增长和腰围增加：肥胖可增加多种癌症的风险，如乳腺癌、结肠癌、子宫内膜癌、肾癌及其他消化系统癌症。我们通常用BMI来表示胖瘦，亚洲人的 BMI 的正常值是 18.5~23.9，但并不是 BMI 越低越好。中国人腰围标准男性 < 90 cm，女性 < 80 cm。

（2）适当运动：每天至少进行 30 分钟中等强度的身体活动，随着身体适应能力增加，适当增加活动时间及强度。日常生活和工作均应避免久坐等不良习惯。合理的运动计划如每周 5 天有氧运动和 2 次肌肉力量训练。

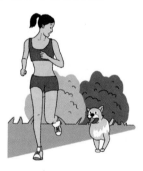

（3）少吃高热量食物，避免含糖饮料：限制高热量的食物，特别注意减少加工过的高糖高脂低膳食纤维食物，如快餐尽量少吃。各种高纯度的单糖、双糖的用量应该在每天 25 g 以下，通常一瓶含糖饮料会使糖的用量超标。

（4）限制精加工的淀粉性食物：每天至少吃

5份（400 g）不同种类的非淀粉类蔬菜和水果，每餐都吃谷类或豆类。蔬菜、水果、全谷类和豆类食物膳食纤维和维生素含量丰富，能量密度低，不但有助于控制体重，也对多种肿瘤有预防作用。

（5）限制红肉的摄入，避免食用加工过的肉类：红肉指猪、牛、羊肉，含丰富的蛋白质和血红蛋白铁，摄入过多可增加结直肠癌的风险。每周摄入量不应超过500 g。加工过的肉类指通过烟熏、盐腌、添加防腐剂延长保存期的肉类，如培根、腊肉、熏肉、火腿、午餐肉等，因其加工过程容易产生亚硝胺等致癌物，应尽量减少食用。

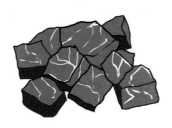

（6）预防癌症，饮酒有害无益：如果不得不饮酒，男性每天不超过2份，女性不超过1份（1份含酒精10~15 g），儿童和孕妇应禁酒。目前有证据充分证明饮酒增加口腔癌、喉癌、鼻咽癌、食管癌、结直肠癌、乳腺癌、肝癌的风险。

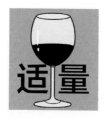

（7）限制钠盐的摄入量，不吃发霉的谷类或豆类：钠摄入过多可能损伤胃黏膜，增加胃癌的风险。每天食盐的摄入量应低于6 g。加工过的食物大部分含盐量高，注意阅读食物营养标签，估算食盐的摄入量。发霉的食物含有黄曲霉，是一种很强的致癌物。

（8）不推荐使用维生素等膳食补充剂预防癌症：营养补充剂不能预防癌症，但对于某些营养素缺乏病或膳食摄入不足时根据症状或检验结果适当补充。如老年人应根据情况补充维生素D、钙、复合维生素等，但与预防癌症无关。

（9）纯母乳喂婴儿（不添加辅食及喝配方奶）6个月，而后添加辅食同时进行母乳喂养。母乳喂养可以降低母亲患乳腺癌的风险，还可以降低幼儿期及成年后肥胖的风险，从而降低患癌症风险。

（10）病人康复期或在治疗过程中，都应遵循以上关于膳食、营养、运动的建议。

小结：世界癌症研究基金会提出的预防癌症10条建议，给大家的生活方式指明了方向，远离癌症就需要我们认真践行这十大法则。

第八节　更容易致癌的食物有哪些？

现代科学的进步，促进了人类文明与社会经济的发展。由于物质生活丰富，食物来源广泛，许多不健康的食物被人类食用，带来了许多疾病。科学研究显示，许多癌症的发生与饮食有密切的关系，得到了科学的论证，在我们日常饮食中，存在致癌风险的食物有哪些呢？

（1）脂肪含量密度高的食物：高脂食物，特别是含有很多动物性脂肪的食物，如肥肉、奶油、奶油蛋糕、巧克力等，含有大量饱和脂肪酸，饱和脂肪酸可增加患肺癌、直肠癌、乳腺癌、胆囊癌、肝癌、宫颈癌等癌症的风险。大量的流行病学资料证明，在高脂膳食的人群中癌症的患病率与死亡率都比较高。

（2）油炸食物：制作油条、炸薯条等食物过程中，油脂发生复杂的化学反应，会产生丙烯醛等有毒的致癌物质。油脂反复使用产生大量的油脂氧化物、聚合物，这些都是危险的致癌物。脂肪提供能量高，1 g 脂肪提供能量 9 kcal，食物经过油炸后热量大大增加，人们摄入过多，能量过剩，导致肥胖、高脂血症等代谢综合征，可造成某些癌症包括与性激素有关的乳腺癌、子宫内膜癌、前列腺癌以及消化系统的胰腺癌、胆囊癌发病增加。因此，食物的烹调方式，尽量采用蒸、煮、烩，不用油炸、煎制，减少热量的摄入，减少饱和脂肪酸的摄入，减少丙烯醛等致癌物的摄入。

（3）腌制的食物：食物在腌制的过程中，营养成分损失，尤其是蔬菜经过腌制，营养成分受损，维生素几乎全部丧失。腌制的食物如咸鱼、咸蛋、咸菜、酸菜、腊肠、火腿，在腌制过程中加入了大量的盐，一定条件下可合成致癌物亚硝胺，增加鼻咽癌、食管癌、胃癌、大肠癌等发病风险。

（4）烧烤、烟熏食物：食物在烧烤和熏制的过程中，木柴、煤炭、天然气或液化气等燃料燃烧时，都可产生大量的多环芳烃类致癌物质污染食物。肉类在火烤烟熏时温度高达200℃以上，动物蛋白会形成很强的致癌物质，如苯并芘、杂环胺、亚硝酸盐等。研究发现，熏鱼、烤肉等熏烤食物都含有致癌物质，烧焦的食物含致癌物更多，最初致癌物主要集中在表层，在存放过程中，逐渐渗透到里面，用水很难清洗去除，因而有很强的致癌作用，经常食用可引起口腔癌、鼻咽癌、胃癌、结肠癌等消化道癌症。

（5）发霉变质的食物：发霉的食物中含有黄曲霉，这是一种致癌作用很强的毒素，是肝癌的致病因素。霉变的花生米、玉米、豆类、高粱等谷物中含量很高，在霉变的鱼干、腊肠、果脯中也存在。

（6）食物添加剂添加过量的食品：在某些食物的添加剂中，如常用的抗氧剂、防腐剂、保鲜剂等，有部分含有致癌物。尤其是着色剂，含有致癌物煤焦油，常用于果冻、饮料中，对颜色过于鲜亮的食物，尽量不吃。

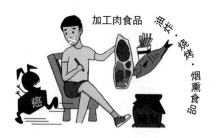

小结：由于食物的加工、烹调方法的不当，有致癌的风险，建议尽量减少油炸、烧烤、烟熏、腌制食物的摄入，不吃发霉变质的食物，存在致癌风险的食物，应尽量不吃或减少食用的频率。尽量选择天然、少加工的食物，预防肿瘤的发生。

第九节 良好的心态为什么也是预防癌症的一大法宝？

癌症是严重威胁人类生命的一种疾病，是由多种因素相互作用的结果，近年来随着医学模式的转变和多因论的出现，许多的研究发现，精神与心理因素是癌症的发生、发展的重要原因，与其他因素共同构成了癌症的病因。

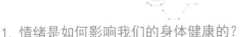

1. 情绪是如何影响我们的身体健康的？

德国的 H.J. 艾克博士在 20 世纪七八十年代进行了有关心理精神因素与癌症的研究，发现易患癌症的人大多是情绪不稳定且内向的人，得出"癌性格"这一观点。美国的心理学家研究发现：癌症病人具有较高的焦虑水平、抑郁、易怒、压抑自己的情绪，认为情绪是癌症性格的一部分。1992 年中科院肿瘤医院的几位学者研究发现，癌症治疗中处于焦虑、抑郁的病人治疗效果欠佳，而乐观的心态、稳定的情绪、良好的人际关系有利于康复。我国古代医学中有许多有关心理社会因素与疾病的相关论述，如医学名言"郁结伤脾，肌肉消薄，与外邪相搏而成肉瘤"。

最近十年国内外实验室和临床研究进一步表明，心理社会因素对肿瘤生长的影响主要是通过心理神经免疫学机制，改变机体内分泌、免疫系统功能而实现的。

2. 压力等不良的精神心理状态对健康有影响吗？

现代社会竞争激烈，生活节奏加快，人们在日常生活中经常会面临各种各样的问题，包括社会经济条件、居住条件、工作环境、生活环境、人际关系中的各种压力。面对这些压力，个体从自身的角度对遇到的生活事件的性质、程度和可能的危害做出不同的反应。

不同的心态面对压力会有不同的表现，心态就是性格和态度的统一，有什么样的心态就决定了对事物的态度，表现出不同的情绪和心理活动。

面对压力有些人的情绪过度波动，尤其是抑郁、焦虑，这些不良的情绪，会抑制人体的免疫系统，削弱身体抗病毒的能力，从而导致免疫系统不能及时识别和吞噬癌细胞。此外，因为人体内平衡被打破，细胞逐渐失去正常的状态和功能，甚至还会产生某种变异，诱发更多的癌细胞，最后产生癌症。

3. 良好心态是如何预防癌症的？

当人的情绪豁达开朗时，大脑和下丘脑等神经系统通过激素、神经肽等，影响内分泌等系统，增强免疫细胞的生长能力，提高人体的免疫力，抵御病毒的侵扰，还能正确识别和消灭癌细胞，防止细胞癌变。

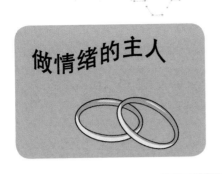

做情绪的主人

> 小结：乐观、积极的生活态度是很重要的。现代社会生活压力大，要及时给自己释放压力。生活中树立自信心，培养积极向上、乐观开朗的性格，宽容豁达的心态，正确面对所遇到的问题，保持良好的心态、愉悦的情绪，增强机体免疫力，预防癌症的发生。

第十节 为什么要养成良好的生活方式才可以远离癌症？

2012 年《中国肿瘤登记年报》显示，每年新发肿瘤病例约为 312 万例，平均每天 8550 人，全国每分钟有 6 人诊断为癌症。尽管其发病原因至今仍然不明，但是研究发现，90%~95% 的恶性肿瘤与外在因素有关，其中饮食占 30%~35%、吸烟占 25%~30%、肥胖占 10%~20%、酒精占 4%~6%。可以看出癌症的发生与不健康不科学的生活方式有很大关系。

1. 不良生活方式有哪些？

目前认为精神紧张、生活不规律、缺乏运动、吸烟酗酒及加工肉类、食盐、脂肪等摄入过多等不合理膳食都是癌症产生的高危因素。因此，改变生活方式，可降低癌症发生的风险。

2. 什么样的饮食可以预防癌症？

当前公认有 30%~35% 的癌症与饮食有关。合理饮食包括：①保证食品安全，防止食品污染。②饮食重点在于平衡膳食，《按照中国居民膳食指南》推荐：食物多样，谷类为主；多吃蔬菜水果、奶类、大豆，适量的坚果；适量吃鱼、禽、蛋、瘦肉，少吃肥肉和腌制食品；少盐少油，控糖限酒。足量饮水，成年人每天 7~8 杯（1500~1700 mL），提倡饮用白开水和茶水。③食物的选择提倡食不厌粗，粮不厌杂，粗细搭配。④食物的加工方式推荐蒸，减少煮（水煮会损失大量维生素），不推荐烧烤、煎、炒（过高的温度产生大量有害或致癌化学物质）。⑤以合适的温度进食，避免过冷过热。

3. 运动有预防肿瘤的作用吗？

吃动平衡，保持健康体重。超重和肥胖者肿瘤的发病率显著高于体重正常者，维持健康的体重能够有效地减少肿瘤的发生。坚持日常的运动，每周至少进行5天中等强度身体活动。如果工作时活动少，减少久坐时间，每小时起来动一动。应每天约有1小时快走，每星期5次。适当的运动促进新陈代谢，提高机体免疫力。运动增加血液中免疫细胞，尤其是增强嗜中性粒细胞吞噬癌细胞和病毒、细菌的功能，从而使得人体免疫具有抗癌作用。

4. 生活要有规律

"日出而作，日落而息"，这是长期以来人类适应环境的结果。随着经济的发展，生活节奏不断加快，经常熬夜加班或娱乐，导致睡眠不足，熬夜引起机体代谢紊乱，降低人体对于疾病的抵抗力，有可能患癌症这点已经得到科学家的证实。因此，生活要有规律，睡眠要充足，适当放缓工作和生活节奏，让机体多得到休养生息的机会，维持细胞正常的新陈代谢,维持组织器官的正常功能。

5. 戒烟限酒

吸烟可导致癌症,人尽皆知,因此倡导无烟草生活方式,尽可能保持室内清洁及工作环境空气清洁。酒是消化道肿瘤的重要危险因素,还与乳腺癌、肺癌等癌症发生相关。尽量不饮酒,特殊情况需饮酒时,一定要限制饮酒量。男性每天酒精不超过 25 g,女性不超过 15 g。

6. 保持良好的心态

良好的心理状态有利于保持中枢神经系统、内分泌系统和免疫系统功能正常,有利于保持身体健康,减少癌症的发生。生活与工作中,保持乐观情绪、良好心态,善于排除不良情绪;培养自己的兴趣爱好,享受其中乐趣,心胸大度,与人为善,为自己营造和谐的社会关系。

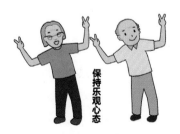

保持乐观心态

小结：坚持健康的生活方式，努力做到"未病先防"，就可以少得病、不得病。健康的生活方式归纳起来就是：合理膳食，适量运动，生活规律，禁烟限酒，良好心态。让我们保持良好的生活方式，预防癌症等的发生，拥有健康。

（苏　隽　耿琳娜）

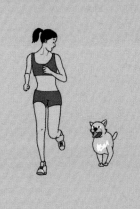

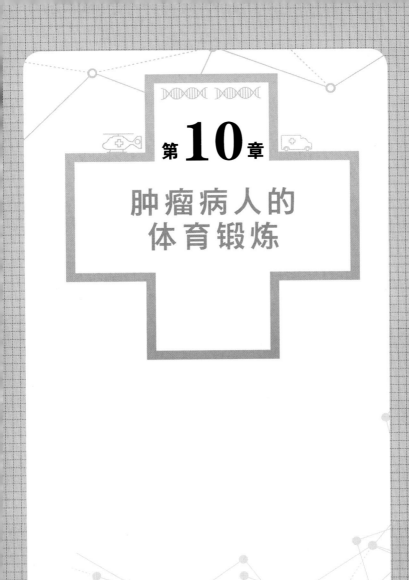

第 **10** 章

肿瘤病人的
体育锻炼

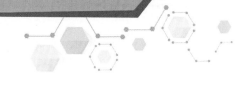

第一节 肿瘤病人如何科学锻炼？

1. 肿瘤病人可以锻炼身体吗？

答案是肯定的，而且应该尽早地开始。虽然患癌的风险与遗传因素有关，但是非遗传因素，比如积极运动、健康体重、合理膳食、戒烟等，能明显地降低患癌风险。其中，运动对于肿瘤病人在很多方面具有一定的治疗价值，包括心肺功能、生活质量、放疗与化疗的副作用、紧张焦虑、社会适应力等方面。

2. 运动对肿瘤病人能产生什么好处？

癌细胞是厌氧细胞，它需要在氧气不足的条件下生存、生长。适度的运动能促进机体的新陈代谢，使组织的含氧量增加，这样就改变了癌症病人机体内适合肿瘤生长和转移的无氧酵解酸性微环境。

运动使人血液循环加快，癌细胞就好似湍流中的小沙子一样，不易停留，也不容易转移，因此易被人体免疫系统清除。

运动可增加肠胃的蠕动，缩短有害物质在胃肠道的停留时间，减少胃肠道肿瘤发生的概率。

运动会加快骨髓造血速度，增强对癌细胞的吞噬能力。

运动对不同癌症病人的身体成分和功能有良好的影响，有氧运动不但能改善康复期病人下肢肌肉力量、灵敏性，而且会调节骨代谢，增加骨密度和身体最大承受力。

运动能使人感到愉悦，改善人的情绪，消除烦恼和压力，增强身体免疫功能。

运动还可消耗热量，减少身体多余的脂肪，维持健康体重，消除因肥胖带来的患癌因素。

既然运动对肿瘤病人有这么多益处，是不是多多益善呢？答案是否定的。一般认为较为缓和的运动对于癌症病人有益，而较为剧烈的运动则不太适合肿瘤病人。在参加体育锻炼的过程中，要善于自我观察，防止出现不良反应。如果遇到体温升高、病情复发、某些部位出现出血倾向、白细胞低于正常值等情况时，最好停止锻炼，以免意外发生。

3. 肿瘤病人可以做什么类型的运动？

虽然有一些患癌症的运动员重返赛场，还取得了不俗的成绩。但一般的癌症病人应根据自己的身体情况来选择适合的锻炼项目，循序渐进，定时、定量，坚持不懈地进行体魄锻炼。

日常的活动：比如工作时由一个办公室走到另一个办公室，在回家的途中爬楼梯等，甚至日常穿衣和沐浴也可包括在内。日常的简单活动是典型的低强度和短时间活动。

刻意的活动：是除了日常活动外，在闲暇时间安排正式的体育锻炼或健身运动。体能较好、可以自由活动者，可以进行慢跑、快走、做操、钓鱼、跳舞、游泳、骑自行车和打乒乓球等运动。卧床不起或瘫痪、无自主活动能力者，需靠家属或医护人员按摩病人肢体，促进血液循环，活动（伸屈）四肢，防止关节僵直与肌肉萎缩，捶揉躯体，协助翻身，避免压疮的发生等。

4. 适合肿瘤病人的运动方式主要有哪些？

（1）散步：首先值得推荐的是散步。它运动量不大，且简便易行，不受场地、时间、空间等条件的限制，可提精神，调气血，练筋骨。春踏芳草地，夏踱小河边，秋赏荷花淀，冬行松林间，各得其趣。

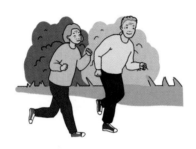

（2）慢跑：慢跑不但可以改善病人的心肺功能，更能够愉悦心情，而且简单易行，对于体力较好，并且没有骨转移和其他骨关节病变的肿瘤病人，慢跑是首选的锻炼方法。

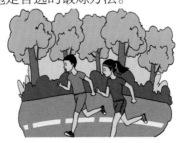

（3）太极拳：太极拳为国家级非物质文化遗产，是以中国传统儒、道哲学中的太极、阴阳辩证理念为核心思想，集颐养性情、强身健体、技击对抗等多种功能为一体，结合易学的阴阳五行之变化、中医经络学、古代的导引术和吐纳术形成的一种内外兼修、柔和、缓慢、轻灵，刚柔并济的汉族传统拳术。对于癌症病人而言，其运动量不大，却可以疏通经络气血，达到和谐凝神的功效，是种不可多得的运动推荐。

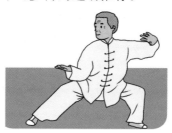

（4）八段锦：八段锦是由八节动作组成的一种健身运动方法，全套动作精炼，运动量适度，其每节动作的设计，都针对一定的脏腑或病症的保健与治疗需要，有疏通经络气血、调整脏腑功能的作用。

第一式：两手托天理三焦

胸膈以上为上焦，胸膈与脐之间为中焦，脐

以下为下焦，两手交叉，拔身腰背，提拉胸腹、活动颈椎，使全身气血流通。

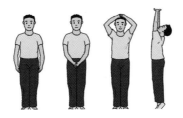

第二式：左右开弓似射雕

左右手如同拉弓射箭，抒发胸气，消除胸闷，疏理肝气，治疗胁痛。

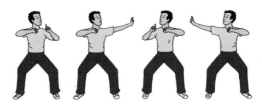

第三式：调理脾胃须单举

左右上肢松紧，配合上下对拉拔伸，牵拉腹腔，按摩脾胃肝胆。

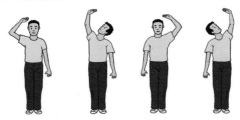

第四式：五劳七伤往后瞧

五劳是五脏的劳损，七伤是七情的伤害，这一式转头扭臂挺胸，调整颈椎，刺激胸腺，增强免疫力。

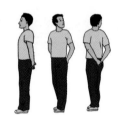

第五式：摇头摆尾去心火

上身前俯，臀部摆动，使心火下降，可以消除口疮、口臭、失眠多梦、小便热赤、便秘等症候。

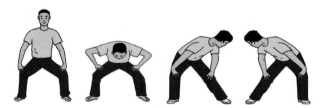

第六式：两手攀足固腰肾

前躯后伸，双手攀足，使身体与腰部得到拉伸牵扯，调理腰背的肌肉，强肾健体。

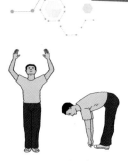

第七式：攒拳怒目增气力

马步冲拳，怒目瞪眼，均可刺激肝经系统，使肝血充盈，肝气疏泄，强健筋骨。

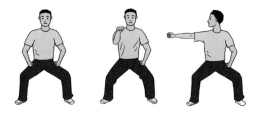

第八式：背后七颠百病消

颠足而立，拔伸脊柱，下落振身，按摩五脏六腑，下落振荡导致全身的抖动，可消除百病。

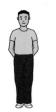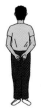

肿瘤病人可根据自身情况着重练习其中一两个姿势，不强调全部做完。

（5）瑜伽：瑜伽是来源于印度的一项古老的运动，它通过对身体的控制、呼吸的调节及心理意念的引导来达到心身合一的境界，是需要身体运动与规律呼吸相配合的运动。肿瘤病人应选择舒缓瑜伽，以放松心情、缓解压力，舒展身体为目的，切莫追求高难度动作。

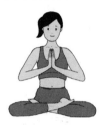

（6）耳穴按摩：耳穴是人体各部在耳部的特殊反应点。每天晨起按摩耳垂可以使头脑清醒，睡前按摩耳垂有助于安神。平常病人可以自上而下按摩耳郭，有压痛的地方往往是疾病的反应点，可以着重按摩几次，来配合肿瘤的治

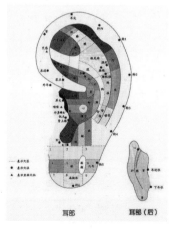

耳部　　　　耳部（后）

疗。化疗期间可以重点按摩脾、胃、大肠、三焦、内分泌等穴位，减轻恶心、呕吐的副作用。

（7）足底按摩：中医学理论认为足底穴位按摩可以疏通经脉，温煦肾阳，促进血液循环。病人可以坚持每天按摩足底，寻找压痛点着重按摩，以身体能承受的范围为度，可以有效改善情绪，提高睡眠质量，并且也能缓解足部水肿。

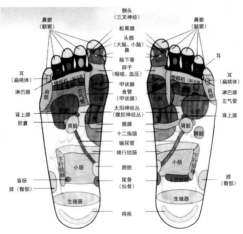

（8）经络拍打：经络拍打有快速疏通经络、调和血气的作用。病人可以沿经络循行，双手轻轻拍打身体，以轻微的痛感为度，并注意避开肿瘤部位和肿瘤转移部位。

总之，不同类型的肿瘤病人，根据自身的体

质和生活特点，选择合适的运动方式，配合恰当的治疗，才能更好地防治肿瘤，生活才更有质量。

5. 有哪些评价运动强度的量表适合肿瘤病人？

身体活动强度是指单位时间内身体活动的能耗水平或对人体生理刺激的程度，分为绝对强度和相对强度。

绝对强度的单位，国际上通用的是代谢当量（MET，梅脱）。相对强度一般使用最大心率的百分比或者自我感知疲劳程度来表达。

肿瘤病人不宜参加过于激烈的运动，避免过度劳累而降低自身免疫功能。所以，对于癌症病人来说，应用自我感觉疲劳程度来估计运动强度更有利。RPE 等级量度又称自我体力感觉量表。 RPE 是瑞典著名的生理心理学家加纳·博格（Gunnar Borg）于 1970 年代创立，主要针对的是成年人，把运动强度分成 1~20 个不同等级。1是不做任何努力，20 是极度努力，一般使用的范围是从 6 开始。在运动中，使用者需要根据自己的感觉来判断打分。

RPE	主观感觉特征	强度（%）	体力（%）
6	安静	0.0	
7	Very, very, light 非常轻松	7.1	40
8		14.3	45
9	Very light 很轻松	21.4	50
10		28.6	55
11	Fairly light 轻松	35.7	60
12		42.9	65
13	Somewhat hard 稍吃力	50.0	70
14		57.5	75
15	Hard 吃力	64.3	80
16		71.5	85
17	Very hard 很吃力	78.6	90
18		85.8	95
19	Very, very, hard 非常吃力		100
20		100	105

6 级——安静。休息时的感觉。

7 级——非常轻松。慢慢走过房间的感觉，轻微地察觉到你的呼吸。

9 级——很轻松。户外缓慢步行的感觉，呼吸微微上扬但依然自在。热身的初期阶段可能会有此感觉。

11 级——轻松。轻快走动的感觉，察觉到自己的呼吸变急促，在热身结尾时会有此感觉。

13 级——稍吃力。从暖身转向运动的阶段；你感觉到身体开始发力，体力开始被消耗，但你可以维持这样的步调，呼吸开始急促。

15 级——吃力。这是你激烈运动时可能出现的感觉，你势必感到体力一直被消耗，但你可以确定自己能维持到运动结束，你可以与人对话，但你可能宁愿不说话，这是你维持运动训练的底线。

17 级——很吃力。这是你做非常剧烈的运动时可能出现的感觉，但你认为自己可以维持这样的步调直到运动结束，只是你无法百分之百地确定。你的呼吸非常急促，你还是可以与人对话，但你不想这么做。

19 级——非常吃力。这是极度剧烈运动下所出现的感觉，你体验到极度的疲惫，如果你自问是否能持续到运动结束，你的答案可能是否定的。你的呼吸非常吃力，而且无法与人交谈。这是许多专业运动员训练的级数，对他们而言，要达到这个级数也非常困难，你的例行运动不应该达到 19 级，而当你达到第 19 级时，你应该让自己慢下来。

20 级——精疲力竭。你不应该经历第 20 级，在这一级里你将体会到彻底的精疲力竭，这一级

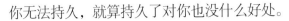

你无法持久，就算持久了对你也没什么好处。

6. 肿瘤病人运动多长时间为宜？

运动时长包括运动前准备活动及运动后的恢复修整时间。待达到运动强度后，应坚持运动30分钟。为避免病人出现不适，开始运动量要小，锻炼时间不宜过长，每次15~20分钟，根据病情和体力逐渐增加运动量至30~40分钟/次。

7. 早晨锻炼好吗？一天中"最佳"的锻炼时间是什么时候？

很多人习惯把锻炼身体的时间安排在早晨，其实，早晨锻炼身体是健身误区，早晨的空气并不新鲜，甚至有可能是空气污染严重的时间段。

根据气象统计资料表明，一年中，早晨起来的空气指数很不好（尤其是5~8时）。这个时间段陆地上空的近低层大气都会出现逆温层，其高度从200~1000 m不等，这个温层就像一个盖子一样，使城市中较多的烟尘和杂质聚集在其下面，再加上清晨空气扰动小，致使烟尘杂质非常不容易扩散到高空和周围去，这样就会造成地面空气污染加重。因此，选择清晨锻炼身体对健康是非常不利的。

从生理学角度来说，清晨也不是运动的最佳时间。若早晨进行剧烈运动，可促使交感神经兴奋起来，这种急速变化可使机体产生一系列变化，并影响全天精神状态，对健康有害。另外这个时段血糖正处于低水平，运动会消耗大量的血糖，容易导致低血糖的症状。

锻炼的最佳时间是下午4时到晚上正常睡觉前。这个时间段人体内各个器官和肌肉的温度最高，而且关节的灵活性也处在最好的状态。当人体温度升高时，人们就会产生强烈的运动欲望。而这时锻炼也会更加自觉、更加努力，从而收到更好的锻炼效果。人体在下午4：00~7：00之间体内激素的活性也处于良好状态，身体适应能力和神经的敏感性也最好。

在晚间时段，要注意运动强度，强度过大会使交感神经兴奋，妨碍入睡。

8. 锻炼之前能吃食物吗？如果可以，应吃什么食物？

运动时机体代谢旺盛，能量消耗增多，血糖会下降，如果运动前饥饿，运动后会出现肝糖原储备不足，血糖大量消耗，而脂肪分解供能又会稍慢，因此，如运动前什么都不吃，运动中也不适当补充，则会出现中枢神经系统因血糖降低而缺氧的症状，如头晕、眼前发黑、心慌等。

对于肿瘤病人来说，空腹运动更易引起低血糖反应。如有潜在的心脏病，有可能突然摔倒，严重者可猝死。因此，运动前应少量进食易消化食物，如点心、小面包、粥等松软易消化食物，食量为正常食量 1/3~1/2 即可。

9. 餐后多长时间就可以运动？

运动前应吃点东西，但是正常进餐后的一段时间应避免运动，因为饭后运动有下列弊端。

刺激肠胃：吃饱饭后进行运动，会给肠胃带来机械性刺激，使肠胃内容物左右、上下震动，可能引发呕吐、胃痉挛等症状。

血流分配紊乱：吃饱饭后消化器官需要大量血液消化吸收，当全身肌肉在运动时，也需要大量血液参与，于是就会夺取消化器官的血液量，导致消化吸收功能紊乱，这种紊乱既影响运动效果又危害机体。

饭后胰岛素分泌上升：会抑制肌肉和大脑动用血糖供能，不利于运动。

影响运动效果：人体进食后体内副交感神经易受到抑制，此时机体若要锻炼，运动效果会大打折扣。

所以，高强度运动可在饭后 2 小时进行；中强度运动应该安排在饭后 1 小时进行；轻强度运动则在饭后半小时进行最合理。

10. 肿瘤病人运动时应注意什么？

免疫力低下的癌症病人，在血细胞计数未恢复到正常水平之前，应避免到公共体育场所锻炼。

对于接受过放疗的癌症病人，应避免长期到含有氯化物消毒剂的游泳池锻炼。

不宜参加过于激烈的运动，避免过度劳累而降低自身免疫功能。

要保持呼吸顺畅，遇有身体不适时，应立即停止运动。

如遇体温升高，病情复发，某些部位出现出血倾向，应停止锻炼，以免意外发生。

有明显恶病质的肿瘤病人避免运动。

小结：肿瘤病人在可以活动后，应尽早地开始锻炼身体，选择适合自己的锻炼方式，循序渐进，坚持不懈。

第二节　乳腺癌病人应该怎样运动?

1. 乳腺癌病人能做运动吗?

乳腺癌病人可以做运动锻炼。运动对肿瘤病人整体人群来说是安全的,可以提高癌症病人生活质量,还可以带来其他很多的益处,足够的体力活动是肿瘤病人标准化治疗方案的一部分,适量运动对预防和治疗癌症都是必要的,但是不同的癌症病人可以根据各自的病情采取合适的运动方法,才能达到最佳运动康复效果。

2. 运动锻炼对乳腺癌病人有什么好处?

运动可以使人体白细胞数量增多,增加吞噬细胞的能力,增加免疫抗体的数量和活性,从而增强免疫系统对肿瘤细胞的杀伤能力,控制肿瘤细胞生长。

乳腺癌发生与性激素水平有关,雌激素在体内的某些代谢产物有利于肿瘤的发展,这些代谢产物的生成与身体的脂肪量有关,乳腺癌病人由于注重饮食,活动减少,体重增加现象很普遍,放疗、化疗期间的体重增加多为脂肪的增加,肌肉没有变化,甚至是减少的,相对于体重增加不多者，癌症复发的概率和死亡的概率均增加 1 倍以上。通过运动适当温和地减肥和控制体重，减少体内多余的脂肪，使体内雌激素减少，有利于肿瘤的治疗和控制。

情绪压抑，精神创伤可能引起肿瘤，运动会使大脑产生"内啡肽"，使人身心愉快，能改善人的情绪，消除忧愁烦恼，集体运动可以促进交流，减少孤独感，有利心理健康。

乳腺癌病人在抗癌治疗期间及之后进行积极的运动会对生活质量、心理状态、身体功能、疲劳程度、生活满意度等都有改善的作用。国内有研究发现化疗后不同时间进行有氧运动对乳腺癌癌因性疲乏有明显改善作用，有助于提高病人生活质量。

3. 乳腺癌病人术后怎样运动锻炼？

乳腺癌术后可能有患侧上肢运动受限，术后早期锻炼可以促使患侧肢体的关节、肌肉功能快速恢复。锻炼方法：术后 1~3 天，每天可伸指、屈腕、握拳 50~100 次；术后 3~4 天，可每天练坐位曲肘运动 50~100 次；术后 5~8 天，可练习用手摸对侧肩及对侧手；术后 9~13 天，可练习患侧上肢伸直、抬高和内收、屈曲。动作要求：使肩关节前屈90°。上肢平伸，用健侧手托扶患侧的肘部练习肘关节屈曲活动，每曲肘90°，握拳，再伸肘90°，伸指，为一个回合。

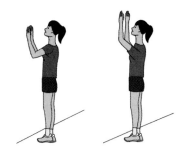

　　乳腺癌病人康复期运动频率每周3天或以上；应从较低的运动强度开始，循序渐进增加强度，时间每天累计20~30分钟，一周累计100~120分钟。运动类型可以多样化，尤其注意肩部以及手臂的运动。

　　小结：乳腺癌病人可以运动，需把握时机，掌握运动数量、频率和时间，循序渐进地去运动，渐渐养成运动的习惯。

第三节 肺癌病人应该怎样运动?

1. 肺癌病人术后怎样运动增加肺活量?

肺癌术后病人多有不同程度的肺功能障碍,促进恢复和增强肺功能的锻炼方式主要有吹气球和腹式呼吸,吹气球用普通气球即可,要求连续吹,尽量一次吹鼓;腹式呼吸可将手放在腹部,要求吸气时腹部鼓起,呼气时腹部落下,在整个过程中胸廓变化不大。

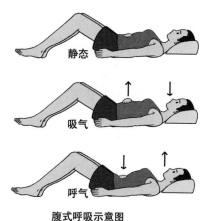

腹式呼吸示意图

2. 康复期肺癌病人适合做什么运动?

肺癌病人适合一些运动量较小,可以循序渐进的运动,例如:散步、慢跑、瑜伽、太极拳、

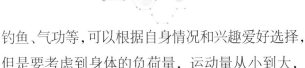

钓鱼、气功等,可以根据自身情况和兴趣爱好选择,但是要考虑到身体的负荷量,运动量从小到大,逐渐适应。

3. 肺癌病人什么时间散步最好?

清晨散步空气清新,可以振奋精神,饭后散步,有助于食物消化,睡前散步可以促进睡眠,这3个时间段都是散步的好时机。

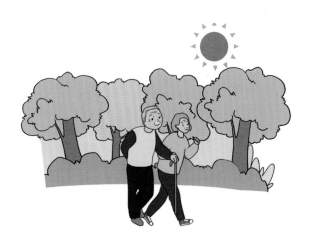

小结:肺癌病人适宜运动,需根据运动的目的采用得当的运动方法,以增强体质,改善肺功能。

第四节　化疗期的癌症病人应该怎样运动？

1. 化疗期的癌症病人可以运动吗？

癌症病人化疗期间多有明显毒副作用，使食欲缺乏，免疫力下降，身体疲弱无力，多懒动，但是如果选择合适的运动，可以收到很好的效果。

2. 运动对化疗病人有什么益处？

适当的运动有助于病人注意力转移，消除恐惧、紧张、烦恼等不良情绪，对抗治疗产生的疲劳，帮助病人顺利完成化疗，运动可以改善病人心脏和血液循环系统的功能，增加细胞供氧，激活病人的免疫机制，增强抗病能力。运动还可以通过调节特定的激素，抑制肿瘤生长。

3. 化疗病人适合采用哪些运动方式？

散步、打太极、下棋、钓鱼、游泳、跳舞、舒缓的小肢体运动、轻松的游戏等温和的运动适合大多数病人，每天半小时或每周数小时的运动，就可以收到效果，但是要根据病人自身状况量力而行，循序渐进，运动过程中要有人看护，以免发生意外。

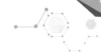

　　小结：化疗病人和正常人一样也需要运动，运动对提高生活质量、控制体重、器官功能修复和代偿、控制疾病等都有积极的作用，但是应该结合自身体质选择适当的运动形式和强度，或在专业人员指导下进行，才能发挥最佳作用。

（张晓峰　于进洪）

参考文献

[1]Whyes. 运动应成为癌症标准治疗的一部分 .
http://www.dxy.cn

[2] 蔡东联 . 实用营养师手册（精）[M]. 北京：人
民卫生出版社 , 2012.

[3] 蔡东联 . 实用营养学 [M]. 北京：人民卫生出版
社 , 2005.

[4] 曹伟新 . 围手术期肿瘤患者营养支持疗法的
认识和实践 [J]. 中华临床营养杂志 , 2012, 20
（2）:65-68.

[5] 曾普华 . 抗癌，加强营养是基础 [J]. 家庭医药 ,
2014（3）:36-37.

[6] 陈娇娇 , 周浩 , 顾伟 . 中医食疗在肿瘤康复治疗
中的作用、地位和存在的问题 [J]. 中医药导报 ,
2015（4）:38-41.

[7] 陈君石 . 食物、营养、身体活动和癌症预防 [M].

北京：中国协和医科大学出版社, 2008.

[8] 陈万青, 张思维, 曾红梅, 等. 中国 2010 年恶性肿瘤发病与死亡 [J]. 中国肿瘤, 2014, 23（1）:1–10.

[9] 陈万青. 2004—2005 年中国恶性肿瘤发病与死亡的估计 [J]. 中华肿瘤杂志, 2009, 31（9）:664–668.

[10] 陈永, 李朝龙, 文卫锋, 等. 运动原则指导肿瘤患者康复的价值 [J]. 临床肿瘤学杂志, 2014（8）:763–767.

[11] 戴廷荣. 长期素食不利于防癌 [J]. 中华养生保健月刊, 2004（2）: 27.

[12] 丁运华. 素食的利与弊 [J]. 中国食物与营养, 2006（8）:54–56.

[13] 董志伟, 乔友林, 李连弟, 等. 中国癌症控制策略研究报告 [J]. 中国医学科学院学报, 2002, 11（3）:250–260.

[14] 段钢. 中医针对舌味觉异常的辨证分析 [J]. 按摩与康复医学旬刊, 2011, 02（3）:168–169.

[15] 段绿化. 二陈汤加减治疗化疗后胃肠道反应

193 例——附单纯化疗 189 例对照 [J]. 浙江中医杂志 , 2003, 38（2）:58.

[16] 冯作明 , 王玉洁 , 侯永志 . 烷化剂、抗代谢肿瘤药化疗引起的恶心、呕吐的治疗对策 [J]. 中国药事 , 2009, 23（6）:594-598.

[17] 顾景范 , 杜寿玢 , 郭长江 . 现代临床营养学 [M]. 第 2 版 . 北京：科学出版社 , 2011.

[18] 郭银谋 . 情绪及药膳调和对肝癌化疗患者生活质量的改善 [J]. 中国组织工程研究 , 2005, 9（10）:30-31.

[19] 何斌 , 郭中宁 , 杨宇飞 . 中医食疗对肿瘤患者生存质量影响的临床研究 [J]. 安徽中医药大学学报 , 2013, 32（3）:28-31.

[20] 何富乐 , 周维顺 . 运用"虚毒致癌"理论指导肿瘤患者的饮食治疗 [J]. 中华中医药学刊 , 2013（10）:2191-2193.

[21] 何文卓 . 狙击癌呕吐的凶手 [J]. 家庭药师 , 2012（2）:54-56.

[22] 皇志琴 . 癌症生存者营养与运动的健康教育 [J]. 中国医药导报 , 2009（13）:200-201.

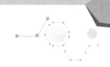

[23] 黄承钰. 医学营养学 [M]. 北京：人民卫生出版社, 2003.

[24] 焦广宇，蒋卓勤. 临床营养学 [M]. 第 3 版. 北京：人民卫生出版社, 2010.

[25] 黎娜，王佳佳，许红霞. 美国肿瘤学会营养与运动预防癌症指南解读——通过选择健康食物和运动降低患癌风险 [J]. 肿瘤代谢与营养电子杂志, 2014, 1（2）:39-45.

[26] 李晓诗，王育才，杨吉成. 维生素 C 在肿瘤细胞代谢与凋亡中的作用 [J]. 临床肿瘤学杂志, 2001, 6（2）:180-182.

[27] 李学军，闫冰，杨叔禹. 素食膳食对人体代谢的影响及机制探讨 [J]. 医学综述, 2010, 16（9）:1351-1353.

[28] 李增宁，陈伟，齐玉梅，等. 肿瘤病人特殊医学用途配方食品应用专家共识 [J]. 肿瘤代谢与营养电子杂志, 2016, 3（2）:95-99.

[29] 李增宁，石汉平. 临床营养操作规程 [M]. 北京：人民卫生出版社, 2016.

[30] 李增宁. 肿瘤患者营养支持 [J]. 中国实用内科

杂志 , 2011（3）:188-190.

[31] 刘伟宏 . 中医干预对腹部术后患者腹胀的临床观察 [J]. 内蒙古中医药 , 2014, 33（12）:100.

[32] 刘志静 , 张艳艳 . 化疗后不同时间有氧运动对乳腺癌癌因性疲乏的影响分析 [J]. 中国继续医学教育 , 2016, 8（11）:255-256.

[33] 宋圃菊 . 癌症的营养防治 [M]. 北京：北京师范大学出版社 , 2007.

[34] 陆珏 , 王莹 . 恶性肿瘤患者便秘相关因素分析与护理措施 [J]. 当代护士 , 2016（1）:90-92.

[35] 陆再英 , 钟南山 . 内科学 [M]. 第 7 版 . 北京：人民卫生出版社 , 2008.

[36] 牛卫国 . 癌症患者运动，注意什么？ [J]. 抗癌之窗 , 2013, 12（12）:61-63.

[37] 欧阳学农 . 癌症患者如何运动 [J]. 家庭医药 , 2010（1）:52-53.

[38] 石汉平 , 李薇 . PG-SGA 肿瘤病人营养状况评估操作手册 [M]. 北京：人民卫生出版社 , 2013.

[39] 石汉平 . 肿瘤营养学 [M]. 北京：人民卫生出

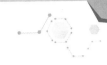

版社, 2012.

[40] 石汉平, 许红霞, 李薇, 等. 癌症知多少 肿瘤营养 [M]. 北京：中国大百科全书出版社, 2015.

[41] 中国抗癌协会肿瘤营养与支持治疗专业委员会. 中国肿瘤营养治疗指南 [M]. 北京：人民卫生出版社, 2015.

[42] 石汉平. 肿瘤患者营养评估操作手册 [M]. 北京：人民卫生出版社, 2016.

[43] 史立君, 杨志红. 生活方式与癌症的预防 [J]. 黑龙江中医药, 2009（6）:56.

[44] 孙晓生, 陈鸿霓, 林龙. 初探中医食疗在恶性肿瘤康复中的运用 [J]. 中国医药指南, 2012（28）:240-241.

[45] 孙永波, 李俊, 宋益兴. 缺锌与肿瘤相关性的研究进展 [J]. 医学综述, 2005, 11(7):606-608.

[46] 汪继兵, 王人卫. 运动干预癌症的自由基机制研究进展 [J]. 南京体育学院学报（自然科学版）, 2010, 9（1）:150-152.

[47] 汪苗, 潘庆, 王玲. 运动对癌症患者免疫功能

影响的 Meta 分析 [J]. 护理学杂志, 2015, 30
（9）:103-106.

[48] 王红梅. 癌症患者的辨证施膳 [J]. 时珍国医国
药, 2000, 11（8）:749.

[49] 王沁凯, 王瑜. 肿瘤化疗减毒食疗方法探讨 [J].
山东中医药大学学报, 2004, 28（6）:436-437.

[50] 王仰宗. 运动营养平衡在肿瘤医学及运动
养生中的临床意义 [J]. 中医临床研究, 2014
（21）:1-5.

[51] 王永亮. 运动对癌症患者康复的研究进展 [J].
内江科技, 2012（3）:42.

[52] 吴菲, 林国桢, 张晋昕. 我国恶性肿瘤发病现
状及趋势 [J]. 中国肿瘤, 2012, 21（2）:81-85.

[53] 吴国豪. 临床营养治疗理论与实践 [M]. 上海:
上海科学技术出版社, 2015.

[54] 吴国豪. 实用临床营养学 [M]. 上海: 复旦大
学出版社, 2006.

[55] 吴煜, 于永. 肿瘤化疗病人的饮食调养 [C]//
世界养生大会. 2007.

[56] 肖荣. 营养医学与食品卫生学 [M]. 北京: 中

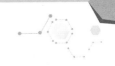
国协和医科大学出版社，2003.

[57] 徐甲芬，施万英．临床营养学 [M]．上海：上海科学技术出版社，2010.

[58] 张莉．癌症患者常见的临床症状与饮食调护 [J]．时珍国医国药，2003, 14（11）:690-691.

[59] 张秀萍．益生菌防治化疗相关性腹泻的临床现状及其作用机制 [J]．中华医学杂志，2013, 93（32）:2600-2601.

[60] 章必成．肿瘤患者腹泻的原因及治疗 [J]．养生保健，2014（5）:53.

[61] 赵法伋．世界癌症研究基金会最新报告——10大建议防癌益寿：在健康体重范围内尽可能地瘦 [J]．大众医学，2009:6-8.

[62] 赵红，庄亚飞，鲁珊，等．酸奶、益生菌与肿瘤 [J]．肿瘤代谢与营养电子杂志，2016, 3（3）:195-199.

[63] 赵婷．肿瘤与饮食 营养保健师谈防病养生 [M]．北京：化学工业出版社，2014.

[64] 中国营养学会．中国居民膳食指南 2016[M]．北京：人民卫生出版社，2016.

[65] 中华医学会. 临床诊疗指南肠外肠内营养学分册（2008版）[M]. 北京：人民卫生出版社，2009.

[66] 中华医学会. 维生素矿物质补充剂在肿瘤防治中的临床应用：专家共识 [J]. 中华临床营养杂志, 2013, 21（1）:61-64.

[67] 中华医学会肠外肠内营养学分会. 成人口服营养补充专家共识 [J]. 中华胃肠外科杂志, 2017, 20（4）.

[68] 周文泉. 中国药膳辨证治疗学 [M]. 北京：人民卫生出版社，2002.

[69] 朱条娥，赵建国. 预防头颈部肿瘤放射治疗导致味觉异常的研究进展 [J]. 中国乡村医药, 2016, 23（8）:102-104.

[70] Alvarezal tamirano K, Delgadillo T, Garcíagarcía A, et al. Prevalence of nutritional risk evaluated with NRS—2002 in Mexican oncology population.[J]. Nutrición Hospitalaria, 2014, 30（1）:173.

[71] Biedermann L, Rogler G. The intestinal

microbiota: its role in health and disease[J]. European Journal of Pediatrics, 2015, 174（2）:151-167.

[72]V Beral,D Bull,R Doll.Collaborative Group on Hormonal Factors in Breast[J]. Cancer. Lancet, 2002, 360（9328）:187‐195.

[73]Bozzetti F. ESPEN guideline on ethical aspects of artificial nutrition and hydration.[J]. Clinical Nutrition, 2016, 35（3）:545.

[74]Connor J. Alcohol consumption as a cause of cancer.[J]. Addiction, 2017, 112（2）:222.

[75]Liu P, Yan X, Wang B S, et al. Three methods assess nutritional status of leukemia patients before hematopoietic stem cell transplantation.[J]. 中华医学杂志（英文版）, 2012, 125（3）:440-443.

[76]Roberfroid M. Prebiotics: the concept revisited.[J]. Journal of Nutrition, 2007, 137(3 Suppl 2):830S.

[77]Schweizerischer Nationalfonds zur Foerderung der wissenschaftlichen Forschung. Why smokers gain weight when they quit smoking: Changes

in intestinal flora[N]. Science Daily, 29 August 2013.

[78]Tian P, Xu B, An G, et al. WITHDRAWN:A New Therapy for Intestinal Flora Imbalance Using Ampicillin-Resistant Probiotics.[J]. Journal of Microbiology & Biotechnology, 2014, 70（9）:1297-1303.

图书在版编目（CIP）数据

肿瘤营养与膳食指导 / 李增宁主编. —— 长沙：湖南科学技术出版社，（2021.7重印）
（中国慢病营养与膳食指导丛书）
ISBN 978-7-5357-9894-7

Ⅰ. ①肿… Ⅱ. ①李… Ⅲ. ①肿瘤－食物疗法 Ⅳ. ①R247.1

中国版本图书馆 CIP 数据核字 (2019) 第 039815 号

中国慢病营养与膳食指导丛书
ZHONGLIU YINGYANG YU SHANSHI ZHIDAO
肿瘤营养与膳食指导

总 主 编：陈 伟
总 主 审：杨月欣 孔灵芝 李兆萍
主　 编：李增宁
策划编辑：邹海心
文字编辑：唐艳辉
出版发行：湖南科学技术出版社
社　 址：长沙市湘雅路 276 号
　　　　　http://www.hnstp.com
印　 刷：长沙沐阳印刷有限公司
　　　　　（印装质量问题请直接与本厂联系）
厂　 址：长沙市开福区陡岭之路40号
邮　 编：410219
版　 次：2020 年 9 月第 1 版
印　 次：2021 年 7 月第 2 次印刷
开　 本：787mm×1092mm　1/32
印　 张：11.75
字　 数：170 千字
书　 号：ISBN 978-7-5357-9894-7
定　 价：30.00 元